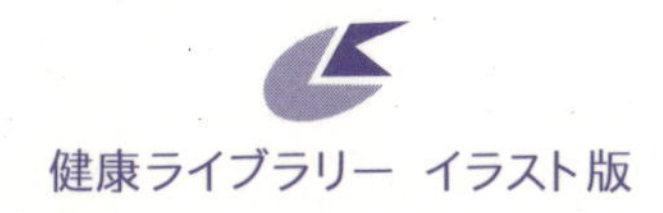

健康ライブラリー　イラスト版

「ぜんそく」のことがよくわかる本

東邦大学医療センター
大橋病院教授
松瀬厚人 監修

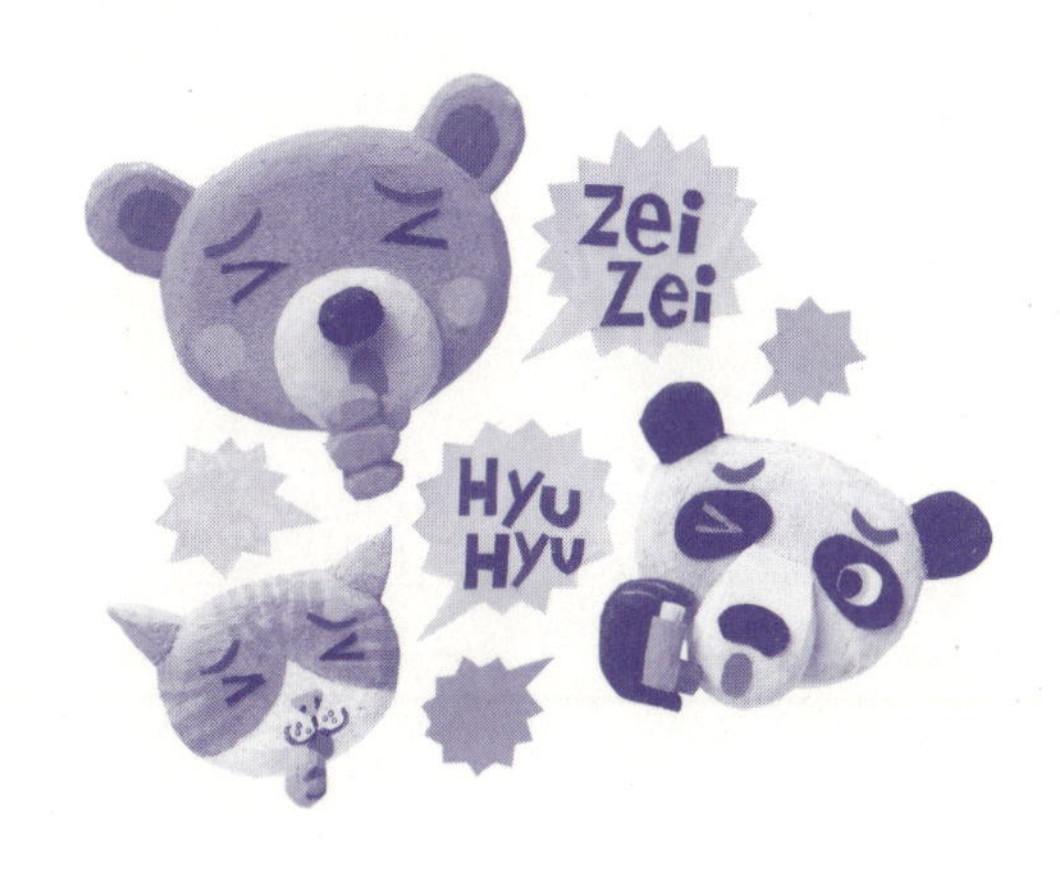
Zei
Zei
Hyu
Hyu

講談社

まえがき

ぜんそくというと、子どもの病気だと思っていないでしょうか。じつは三〇代から増えてくる、大人にも多い病気です。男女比をみると、女性のほうにやや多い傾向があります。

以前はアレルギー体質がぜんそくの原因と思われていましたが、近年、アレルギー体質ではなくてもぜんそくを発症する人が多いとわかってきました。おおよそ大人の患者さんの三分の一は、アレルギー体質ではない人たちです。

アレルギー体質の有無によらず、ぜんそくは一生付き合っていかなければならない病気です。自己管理が大切なのですが、症状がないときには、ぜんそくのことなどすっかり忘れてしまうほど元気になります。薬を自己判断でやめてしまう人も少なくありません。

ところが冬の寒い日に外に出たとたんに発作が起こったり、大掃除のときに一気にアレルゲン（ハウスダスト）を吸い込んだりして、大発作が出ることがあります。救急車を呼び、すぐに治療を開始しないと生命にかかわります。むしろ、ふだん軽症の人のほうがこわいのです。

その一方、かぜでせきが残っただけでも「せきぜんそく」だと思い込んでしまう人が増えてきました。「せきぜんそく」という病名が広まったためもあるでしょう。

患者さんは、せきが一週間続くと不安になるといいます。受診して吸入ステロイド薬をもらい、治ると安心して、また同様の症状が出たとき、同じ薬がほしいといいます。しかし、この場合はかぜが自然に治ったのか吸入薬が効いたのかは、わかりません。

ぜんそくに伴うせきはもっと長く（通常は八週間以上）続くことが診断の目安です。ぜん鳴も伴います。ですから、かぜのせきに吸入ステロイド薬は無用で、薬の乱用にもつながりかねません。

こうした間違った情報にふりまわされないためにも、正しい知識をもつことが大事です。本書がその一助になれば幸いです。

東邦大学医療センター大橋病院 教授
松瀬 厚人

「ぜんそく」のことがよくわかる本

もくじ

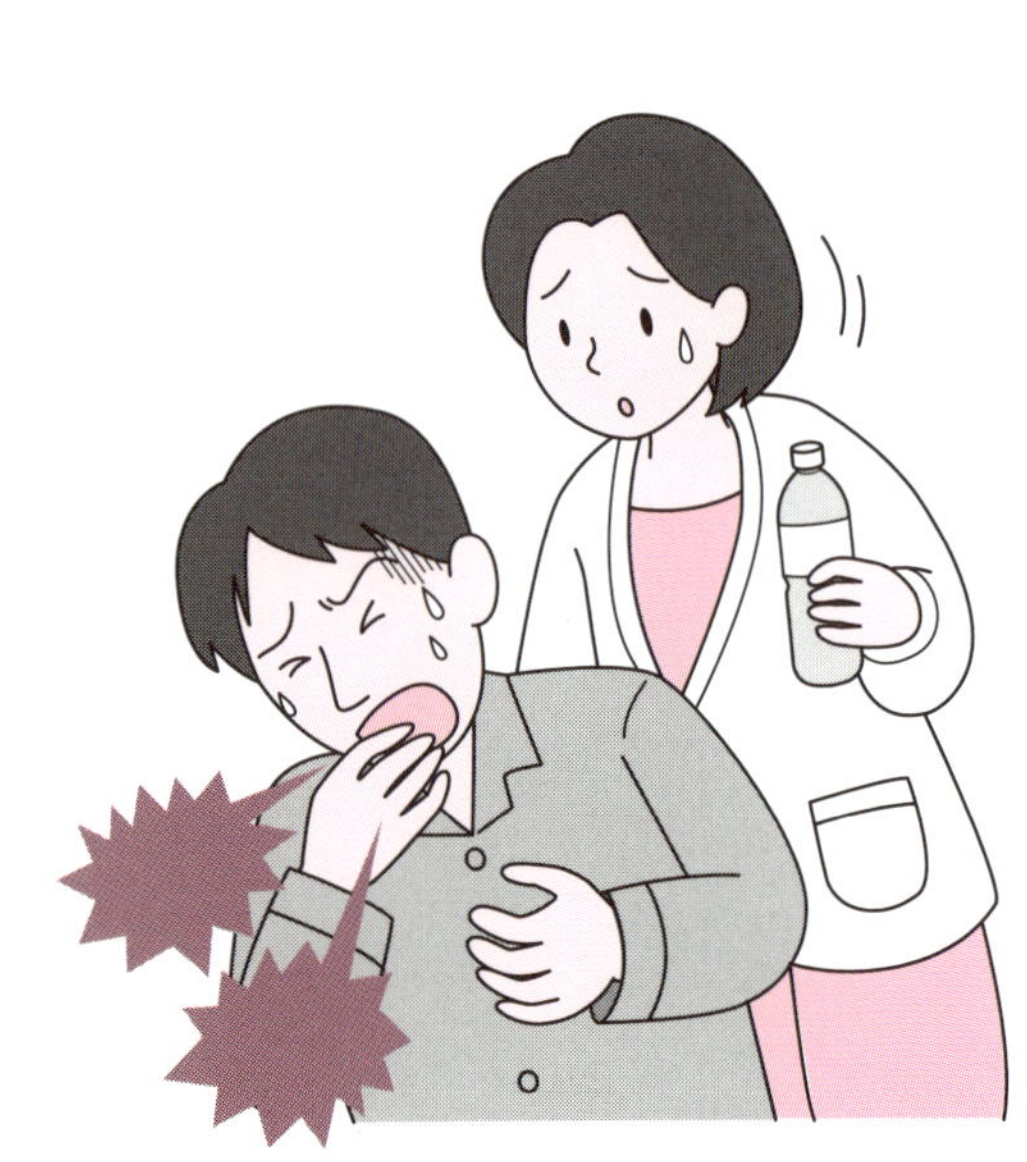

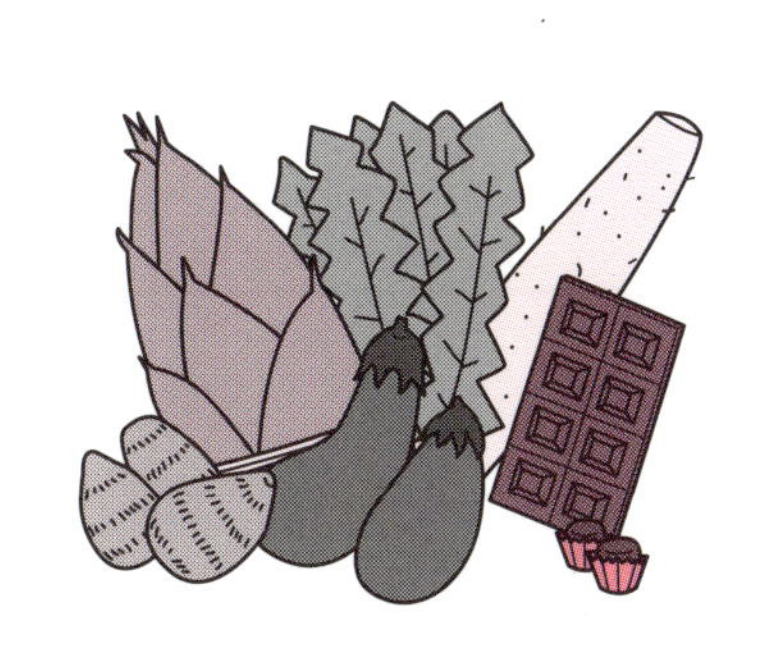

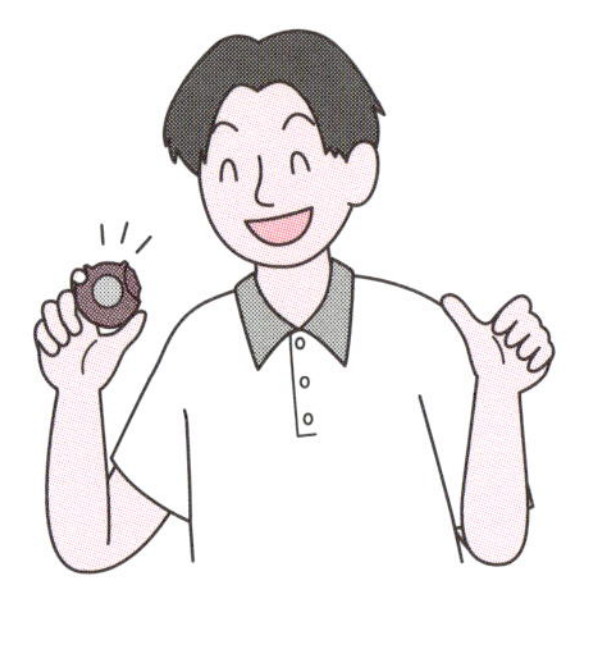

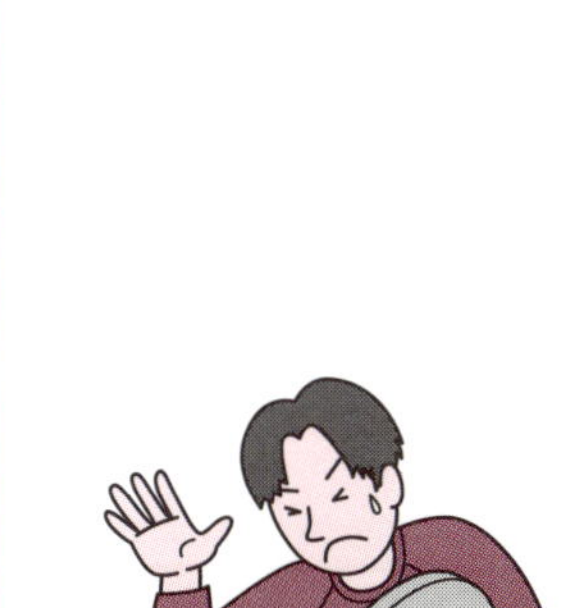

あなたのぜんそく、どれですか？
① 年齢別

ぜんそくには「○○ぜんそく」という名前が多く、「どんな違いがあるんだろう?」と疑問に思うことが多いでしょう。いずれも、気道に炎症が起こって、息苦しさや呼吸困難の発作を起こす点は同じ。ただ、年齢によって特徴がやや異なるため、年齢別の呼び方をすることが多くあります。

いずれも「ぜんそく」であることは変わらない

小児ぜんそく

小児とはおおむね15歳くらいまでを指し、この時期のぜんそくを「小児ぜんそく」とよびます。1～4歳ごろに発症することがもっとも多く、男の子のほうにやや多いという特徴があります。

思春期ぜんそく

15～25歳ごろは、精神的な不安定さや、環境の変化に直面する時期。治療でも対応がむずかしいことがあり、「思春期ぜんそく」ともよばれます。女性の患者さんが増えるのも特徴です。

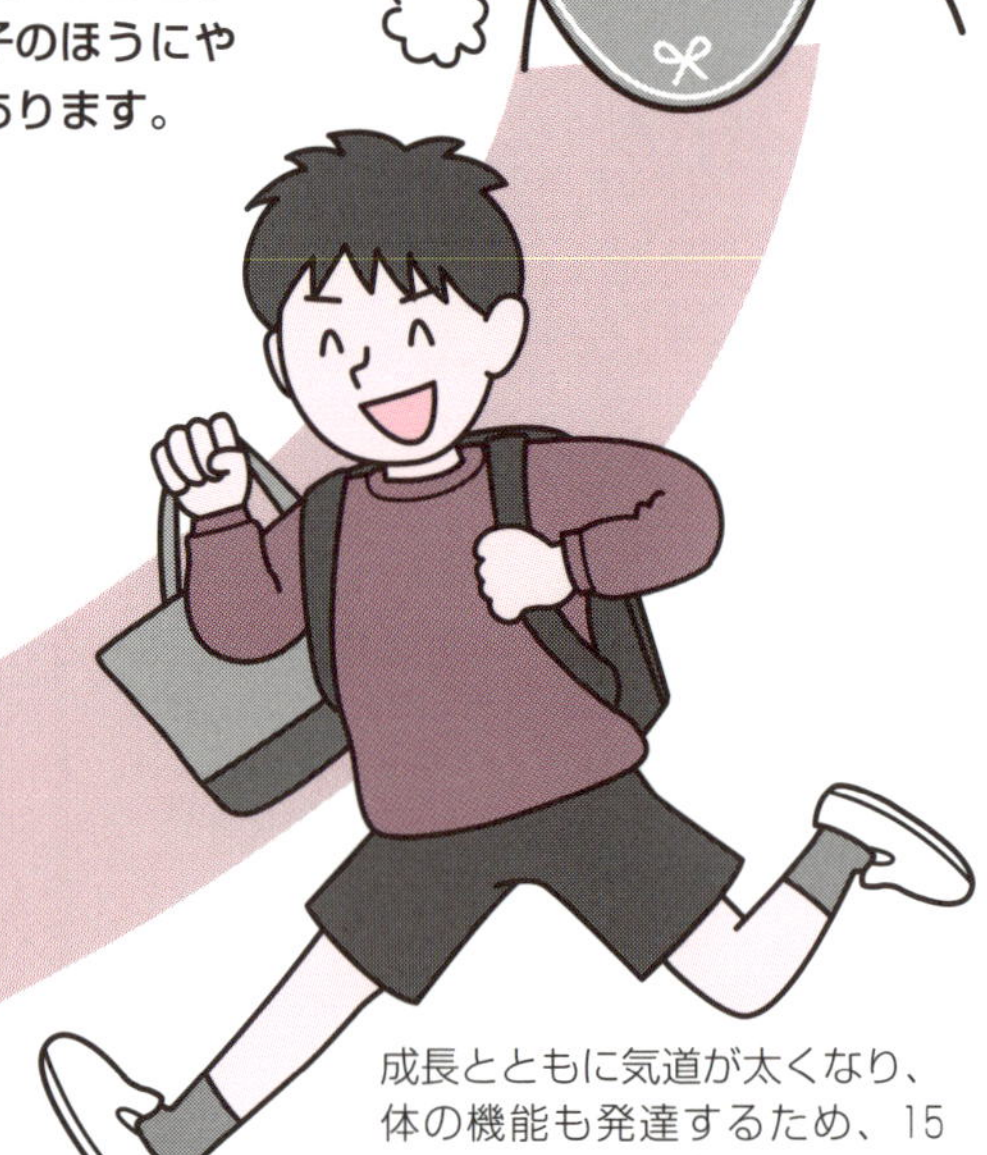

成長とともに気道が太くなり、体の機能も発達するため、15歳ごろには、患者さんの50～70%は症状が出なくなる（寛解）ケースが多い

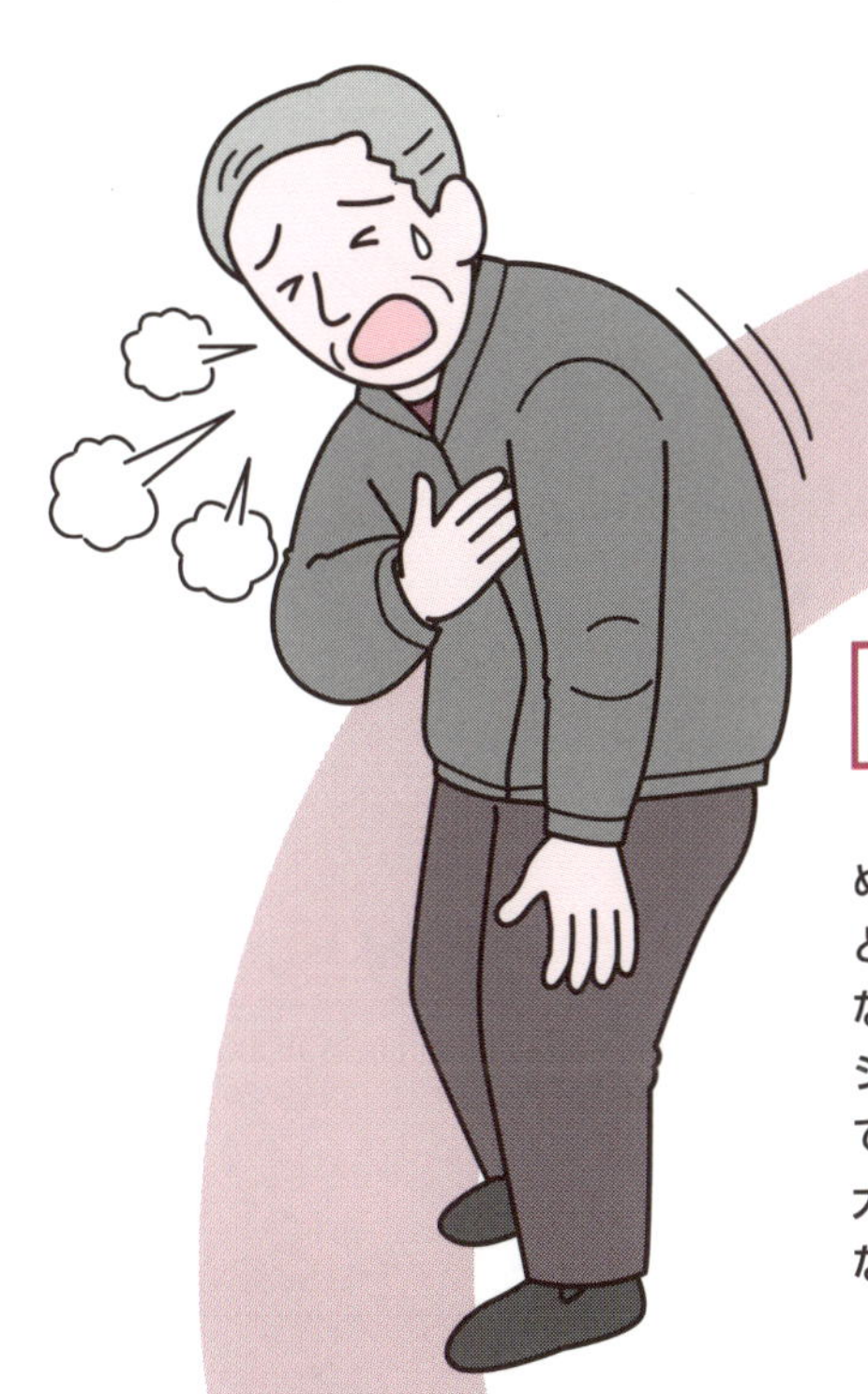

高齢ぜんそく

長い間ぜんそくを患っているために、症状が慢性的に続き、ちょっとした動作で息苦しくなる人が少なくありません。COPD(37 ページ参照）や生活習慣病などを伴っている人もいて、体力の個人差も大きいため、治療がむずかしくなってきます。

気道の炎症がもとにあり、
さまざまなきっかけで
気道が狭くなるという
病態は同じです。

成人ぜんそく

子どものころからのぜんそくが治りきらない人や、中高年以降に、新たにぜんそくを発症する人が増えています。小児ぜんそくと区別して「成人ぜんそく」とよばれることもあります。

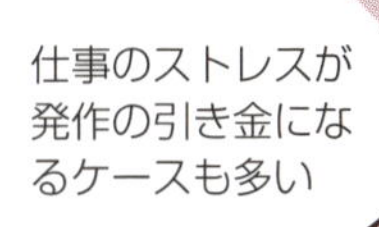
仕事のストレスが
発作の引き金にな
るケースも多い

女性では、妊娠、
出産、閉経など女
性ホルモンの変動
で症状が変化する

こんなぜんそくもあります
② 症状・誘因別

発作のきっかけとなること（誘因）や症状が独特な場合は、
それを呼び名として強調します。ところが、呼び名が独り歩きして
誤解されているケースが少なくありません。

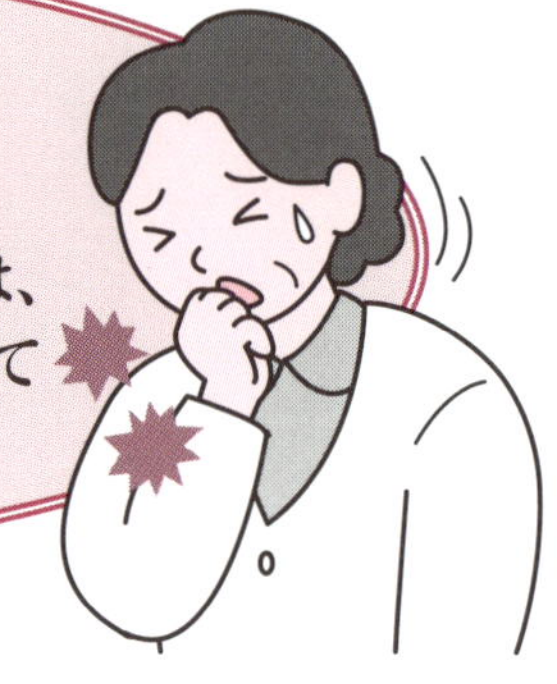

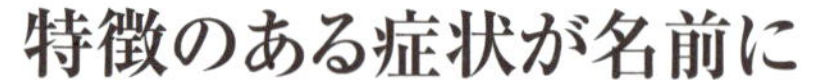

独特のきっかけが名前に

運動誘発ぜんそく

アスピリンぜんそく

運動誘発ぜんそくは、運動がきっかけで起こるぜんそくです。注意が必要なのがアスピリンぜんそく。アスピリンやロキソプロフェンなどの一般的な解熱鎮痛薬（NSAIDs）で発作が誘発されるタイプです。「アスピリン以外の薬なら大丈夫」「ぜんそくは鎮痛薬がすべて使えない」といった誤解がしばしばみられます。

特徴のある症状が名前に

せきぜんそく

胸痛ぜんそく

せきぜんそくは、せきだけが８週間以上続く状態ですが、ぜんそくの一種で、ぜんそくと同じ治療がおこなわれます。胸の痛みが強く、息苦しさをあまり感じない患者さんには、ぜんそくであることを強調するために、「胸痛ぜんそく」とあえて告げる場合があります。

どれも、正しいぜんそくの治療でコントロールできます。

独特な症状やきっかけがあっても、
ステロイドの吸入薬と気管支拡張薬を使うという基本の治療は変わりません。
そのうえで、それぞれの特徴に合わせた生活上の
注意などを加味していきます。

1

ぜんそくの正しい知識を得る

ぜんそくは患者さんも多く、
病名を知っている人が多いわりに、
きちんと理解されていない面が多い病気です。
適切な治療は、正しい理解から。
病気について、きちんと知っておきましょう。

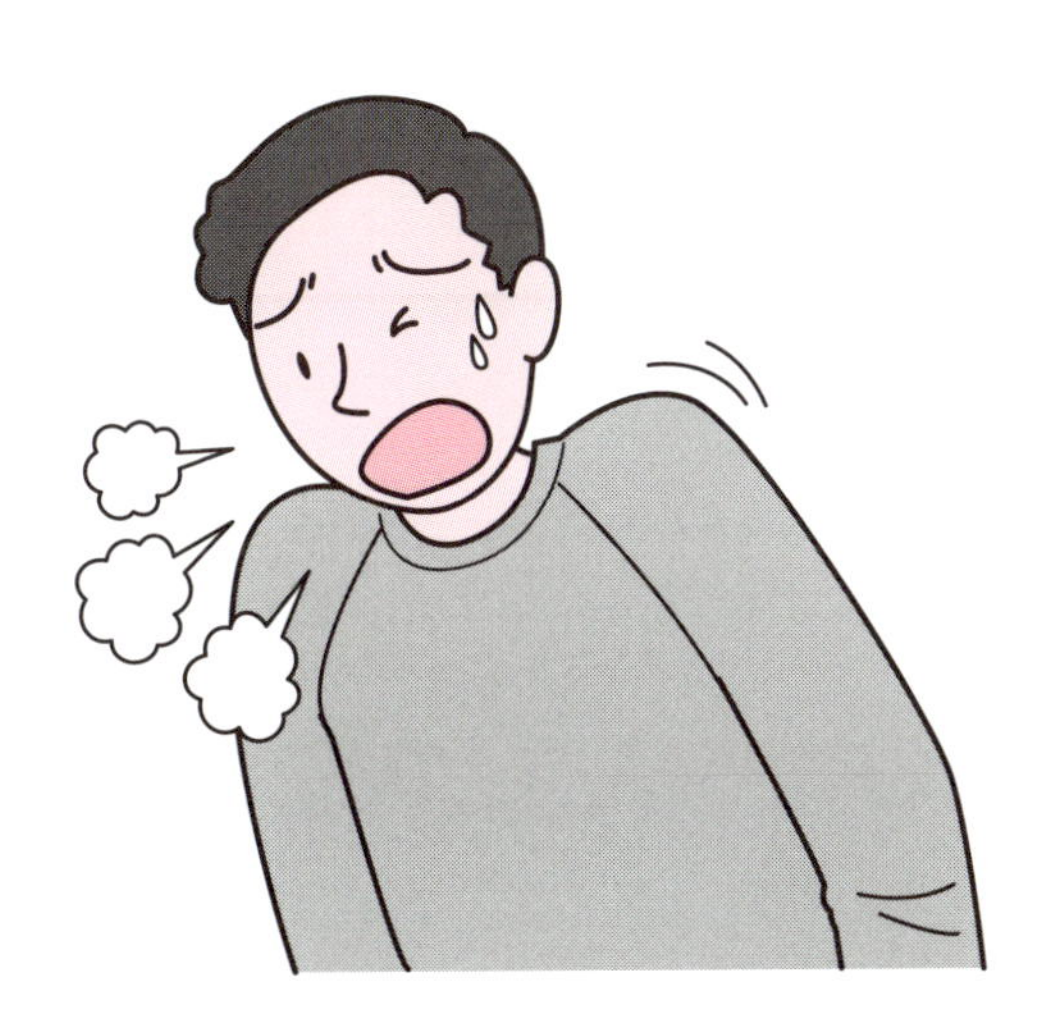

どんな病気か

空気の通り道に炎症が起こり、息苦しくなる

ぜんそくというと、激しい発作が「ときどき起こる」イメージが強い病気です。
しかし、本人にとって大きな問題は、発作だけではなく、気道に炎症が「常にある」ことなのです。

気道のつくり

鼻から肺に至るまでの、空気の通り道を「気道」とよびます。このうち、鼻から声門（声帯）までが「上気道」、それより下が「下気道」です。

気道

声門

鼻
花粉などの比較的大きな異物の侵入を鼻毛で防いだり、吸い込んだ空気を加湿・加温したりする働きがある。

のど（咽頭〜喉頭）
飲食物が気管に入らないよう、空気と食べ物・飲み物の交通整理を担う。空気は喉頭から気管へ、食べ物は食道へと入っていく。

気管
のどからまっすぐ伸び、胸の真ん中あたりで分岐する。内部の直径は成人で10㎜ほど。

気管支
左右に分岐して肺に入ったあと、分岐をくり返しながら肺の隅々まで張り巡らされる。

▼気道の断面を見てみると……

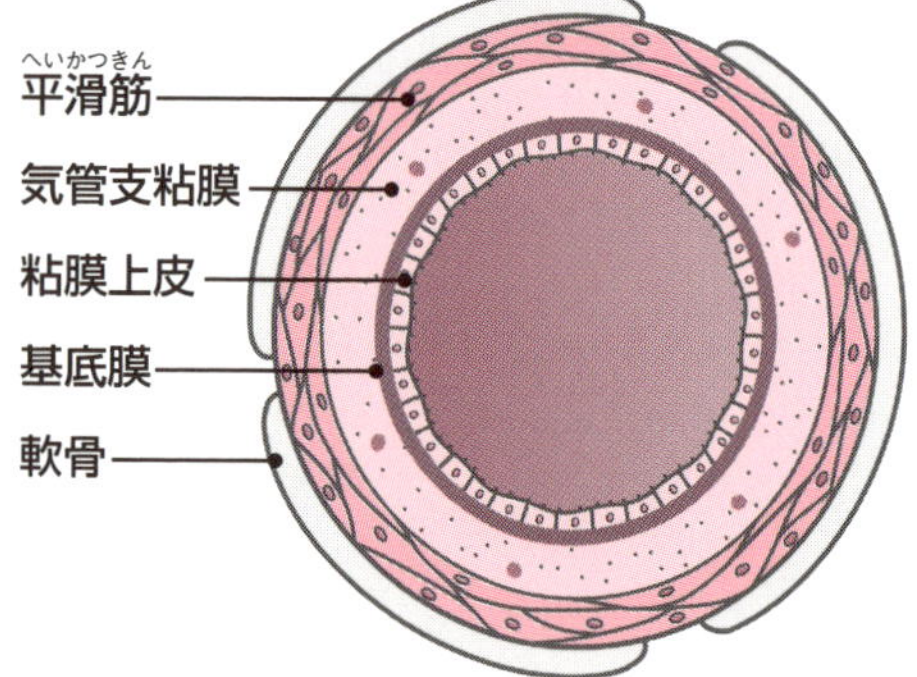
平滑筋
気管支粘膜
粘膜上皮
基底膜
軟骨

気道の壁には、気道を広げたり収縮させたりする平滑筋と、その内側に粘膜がある。健康な状態だと、粘膜の厚さは一定で、中の空間もしっかり保たれている

症状がなくても炎症は続いている

ぜんそくの大もとは、のどから肺にかけての気道の粘膜が炎症を起こしていること。炎症があると粘膜が過敏になり、ちょっとしたことに反応してしまいます。

そのため、ほかの人にはなんでもないようなことにも気道が過剰反応し、発作が起こるのです。

発作は突然起こるし、非常に激しくつらいので、本人も周囲も発作だけに注目しがちです。しかし、発作が起こっていない時期に気道の粘膜の炎症を抑えておかないと、粘膜がいつでも過敏な状態になってしまうことが、ぜんそくの大きな問題なのです。

ぜんそくのある人は

いつでも気道に炎症がある状態で、過敏になっています。わずかな刺激で発作を起こしてしまいます。

発作のないときでも粘膜が炎症を起こしているため、内部がむくんだり分泌物（痰（たん））が増えて、空気の通り道が狭くなっている

過敏になっている

ちょっとした刺激に激しく反応する

冷たい空気やにおいといった、ぜんそくのない人では問題を感じないような刺激でも、過敏になっている気道の粘膜が反応してしまいます。

息苦しさやせきが起こる。狭い気道に無理やり空気を通すため、「ゼイゼイ、ヒューヒュー」という特徴的な音を伴う

ぜんそくの発作が起こる

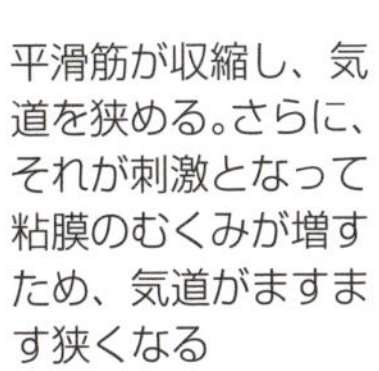
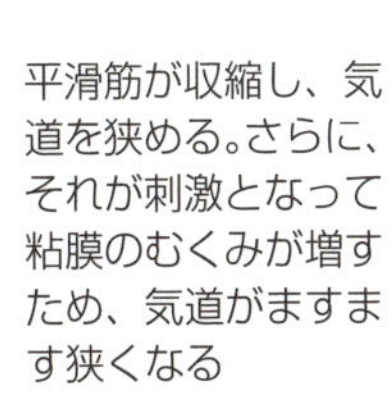
平滑筋が収縮し、気道を狭める。さらに、それが刺激となって粘膜のむくみが増すため、気道がますます狭くなる

原因

アレルギー性と非アレルギー性がある

ぜんそくはアレルギーの病気と思われがちですが、じつは検査をしてもアレルギーの原因物質が特定できないタイプが少なくありません。これは非アレルギー性のぜんそくです。

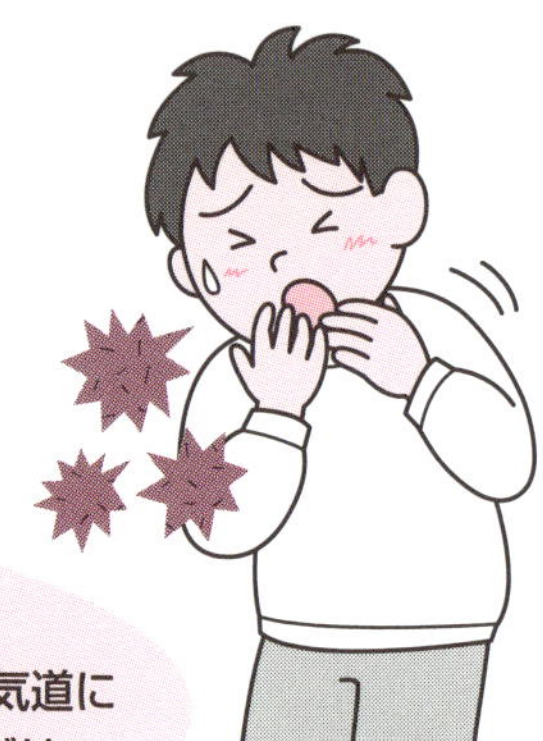

原因物質が特定できるかできないか

ぜんそくには、大きく分けてアレルゲンが特定できるタイプと、アレルゲンが不明のタイプがあります。

アトピー型ぜんそく

ダニ、花粉、食品などによるアレルギーが原因で気道に炎症が起こります。子どものぜんそくのほとんどは、このタイプといわれています。

どちらも炎症の特徴は同じ

「好酸球」という種類の白血球が増える

非アトピー型ぜんそく

アレルゲンが特定できないタイプ。大人のぜんそくは非アトピー型が多いといわれていましたが、最近は、アレルギーのある人が増えているため、非アトピー型ぜんそくは少なくなっています。

炎症が起こるのはみな同じ

ぜんそくのなかには、血液検査によってアレルギーの原因物質（アレルゲン）がわかるものと、そうではないものがあります。

アレルゲンが特定できるぜんそくは「アトピー型ぜんそく」とよばれます。一方、アレルゲンがわからないものを「非アトピー型ぜんそく」といいます。

ただし、アトピー型も、非アトピー型も、発作が起こったときに、気道の粘膜の中に「好酸球」という白血球が増えるという特徴は同じです。そのため、粘膜の炎症に対する治療は、アトピー型でも、非アトピー型でも基本的には変わりません。

特殊なぜんそくもある

数は多くありませんが、特殊なタイプのぜんそくもあります。

アスピリンぜんそく

名前に「アスピリン」とありますが、アスピリンに限らず、広く解熱鎮痛薬を服用したときにぜんそくの発作が起こるタイプで、女性にやや多くみられます。アレルギーではなく、代謝異常が原因と考えられています。

鎮痛薬をすでに使っている人は大丈夫

アスピリンが発作の原因になるという情報が広まり、「ぜんそくの人は鎮痛薬を飲めない」という誤解から、手術時に鎮痛薬が処方されないなどの問題が起こることがある。つい最近まで市販の鎮痛薬を使用して発作が起こらなかった人はアスピリンが発作の原因にならないことも多い。そのことも併せて医師に伝えよう

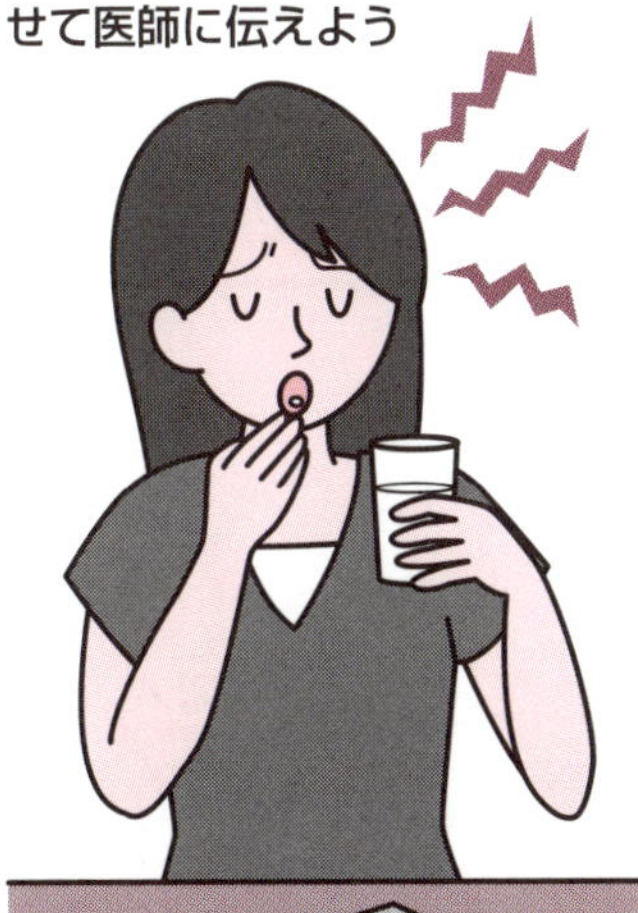
頭痛薬

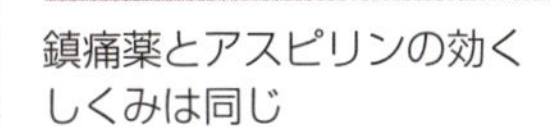
鎮痛薬とアスピリンの効くしくみは同じ

「ぜんそく」であることに変わりはない

これらのぜんそくも、基本的にはアトピー型か、非アトピー型か、どちらかのタイプ。発作の引き金として、特殊なものが加わっただけ。治療や日常生活の管理は、普通のぜんそくと同じ

運動誘発ぜんそく

運動で呼吸が速くなると、空気が大量に気道に流れ込んで気道を刺激したり、粘膜の表面が乾燥しやすくなるために、ぜんそくの発作を起こす場合があります。体育や部活などで激しい運動をする機会の多い子どもによくみられます。大人では、運動する機会が減るためか、自覚する人は多くありません。

食物依存性ぜんそく

ある特定の食べ物を食べたあとで激しく運動したときに、ぜんそくの発作が起こるタイプです。子どものぜんそくで、昼食に原因となる食べ物を食べ、午後に体育の授業で発作を起こすことがあります。

発症のきっかけ①

アトピー型のぜんそくは子どもに多い

子どものぜんそくは、アレルギーが原因のタイプがほとんどです。ぜんそくに限らず、アレルギーが原因で起こる、ほかの病気がいっしょに起こっていることもしばしばあります。

小さな子どもの診断はむずかしい

子どもがぜんそくだと診断されるのは、早くて1～2歳ごろ。しかし、それ以前にも、「かぜをひくとゼイゼイしやすい」「せき込みやすい」などの特徴が現れている場合が多くあります。「ぜんそく様気管支炎」と診断されていたりします。

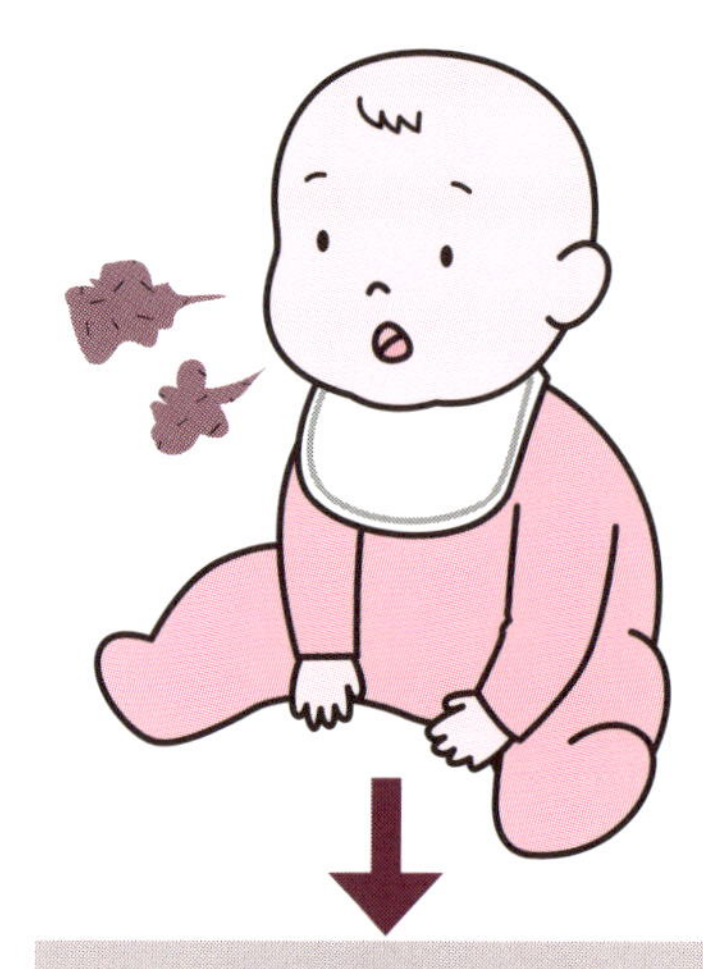

アレルギー体質?

皮膚炎など、ほかの症状がみられるなら、アレルギー体質かも

上気道が弱い?

幼児は気道が未発達で狭いため、ゼイゼイしやすい

子どものぜんそくの九〇％はアトピー型

同じぜんそくでも、子どもと大人ではいくつかの異なる特徴があります。そのひとつが、子どもではほとんどが「アトピー型ぜんそく」だということ。ダニやほこり、カビや花粉などがアレルゲンというケースがよくみられます。

食物アレルギーも子どもに多く、アレルゲンの食物を食べて、息苦しさやゼイゼイ、ヒューヒューというぜん鳴などの呼吸器症状が起こる場合があります。そのため、ぜんそくに食物アレルギーを併せもっている場合は、ぜんそくの発作なのか、食物アレルギーによる呼吸器症状なのか、紛らわしい場合があります。

アレルギー体質で起こる病気

アレルギーは、アレルギー反応を引き起こす IgE 抗体という物質が体内で大量につくられるために起こります。この IgE 抗体をつくりやすい体質が、「アレルギー体質」です。

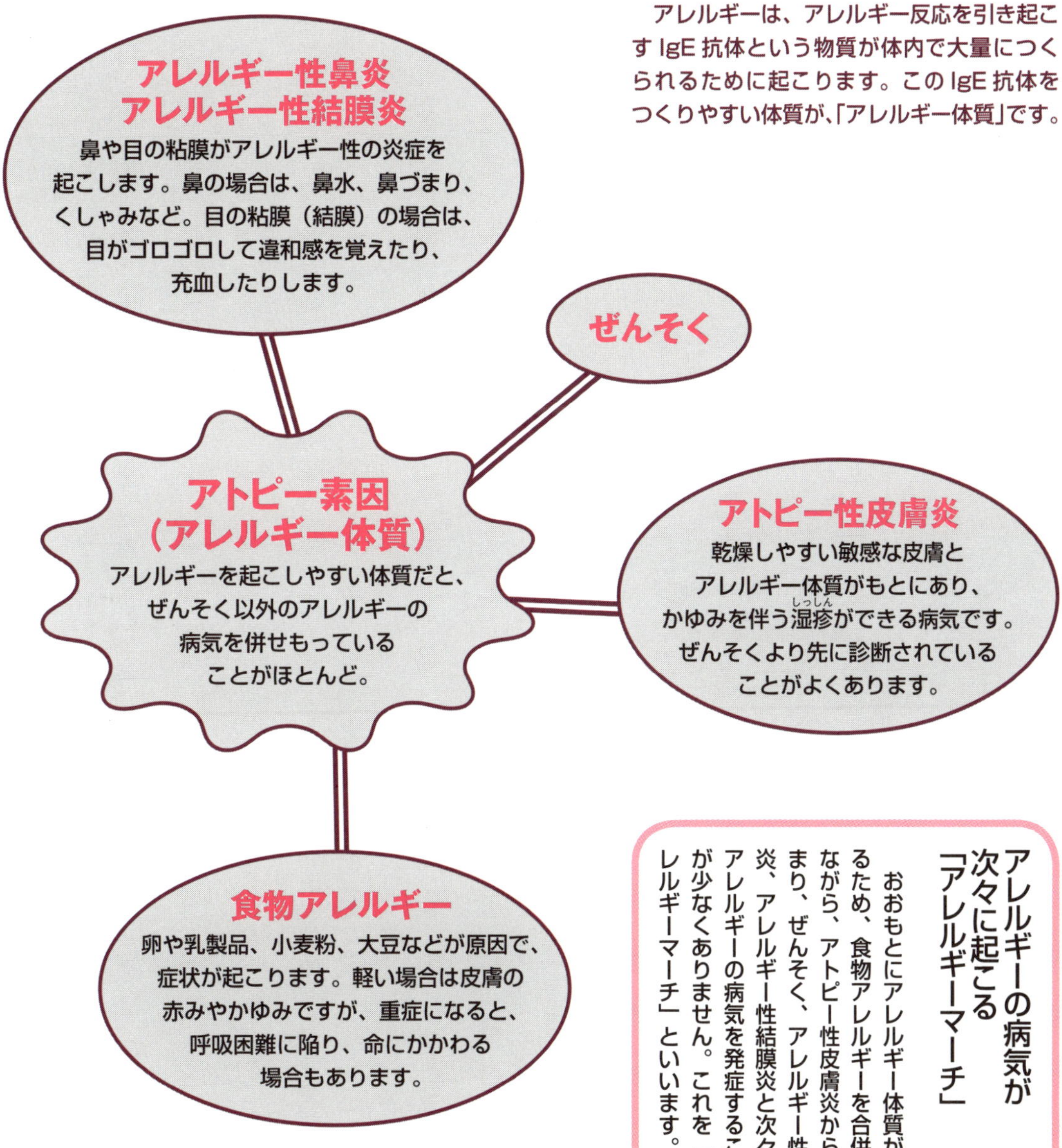

アトピー素因（アレルギー体質）
アレルギーを起こしやすい体質だと、ぜんそく以外のアレルギーの病気を併せもっていることがほとんど。

アレルギー性鼻炎 アレルギー性結膜炎
鼻や目の粘膜がアレルギー性の炎症を起こします。鼻の場合は、鼻水、鼻づまり、くしゃみなど。目の粘膜（結膜）の場合は、目がゴロゴロして違和感を覚えたり、充血したりします。

ぜんそく

アトピー性皮膚炎
乾燥しやすい敏感な皮膚とアレルギー体質がもとにあり、かゆみを伴う湿疹（しっしん）ができる病気です。ぜんそくより先に診断されていることがよくあります。

食物アレルギー
卵や乳製品、小麦粉、大豆などが原因で、症状が起こります。軽い場合は皮膚の赤みやかゆみですが、重症になると、呼吸困難に陥り、命にかかわる場合もあります。

アレルギーの病気が次々に起こる「アレルギーマーチ」

おおもとにアレルギー体質があるため、食物アレルギーを合併しながら、アトピー性皮膚炎から始まり、ぜんそく、アレルギー性鼻炎、アレルギー性結膜炎と次々にアレルギーの病気を発症することが少なくありません。これを「アレルギーマーチ」といいます。

発症のきっかけ②

かぜや疲れ、ストレスが引き金になる

アレルゲン以外にも、発症や発作のきっかけになるものはたくさんあります。ぜんそくはいろいろな誘因がかかわって、発作を引き起こすのです。

思わぬことが刺激になる

大人の場合、アレルギー体質でなくてもぜんそくを発症する人は少なくありません。大人のぜんそく患者の三割ともいわれます。

また、アレルギー体質で長い間発作がなくても、本人が気づかないうちに気道の炎症が進み、そこにいくつかの誘因が加わって発作に至ることもあります。

たとえば、かぜは気道の炎症を引き起こし、悪化すればぜんそく発作につながります。冷たい空気や汚れた空気は気道を刺激し、気道が過敏になっていると、その刺激はさらに強いものになります。

こうした発作の誘因はすべてのぜんそくに共通します。アトピー型ぜんそくの場合、そこにアレルゲンが加わります。

発作の誘因はさまざま

疲れやかぜなどで体調がよくないときに、ちょっとしたことが刺激となって発作を招きます。気道への刺激のほか、本人の健康状態も深くかかわります。また、ひとたび気道に炎症が起こると、悪化させる要因もあります。

悪化の要因

太りすぎ

太っていると、気道が圧迫されやすくなります。また、体内にたまった脂肪細胞が炎症を悪化させる物質をつくり出すため、炎症を悪化させ、ひいては発作を起こしやすくします。

喫煙

自分でたばこを吸うのはもちろん、ほかの人のたばこの煙を吸い込むのもダメ。気道の粘膜を刺激し、炎症を悪化させます。

発作の誘因

ストレス
体力を低下させたり、自律神経の働きを乱す

かぜ
感染症自体が炎症を起こすため、粘膜の炎症が悪化する

冷たい空気 気候の変化
温度差が粘膜を刺激するほか、低気圧や悪天候も発作の引き金に

汚れた空気 たばこの煙
気道の粘膜を刺激する

香水や化粧品の成分
顔や首筋につけることが多く、においや蒸発した成分を吸い込みやすい

そのほかにも
食品添加物なども発作を引き起こす可能性がある。女性では、月経前にぜんそくの症状が悪化する人も

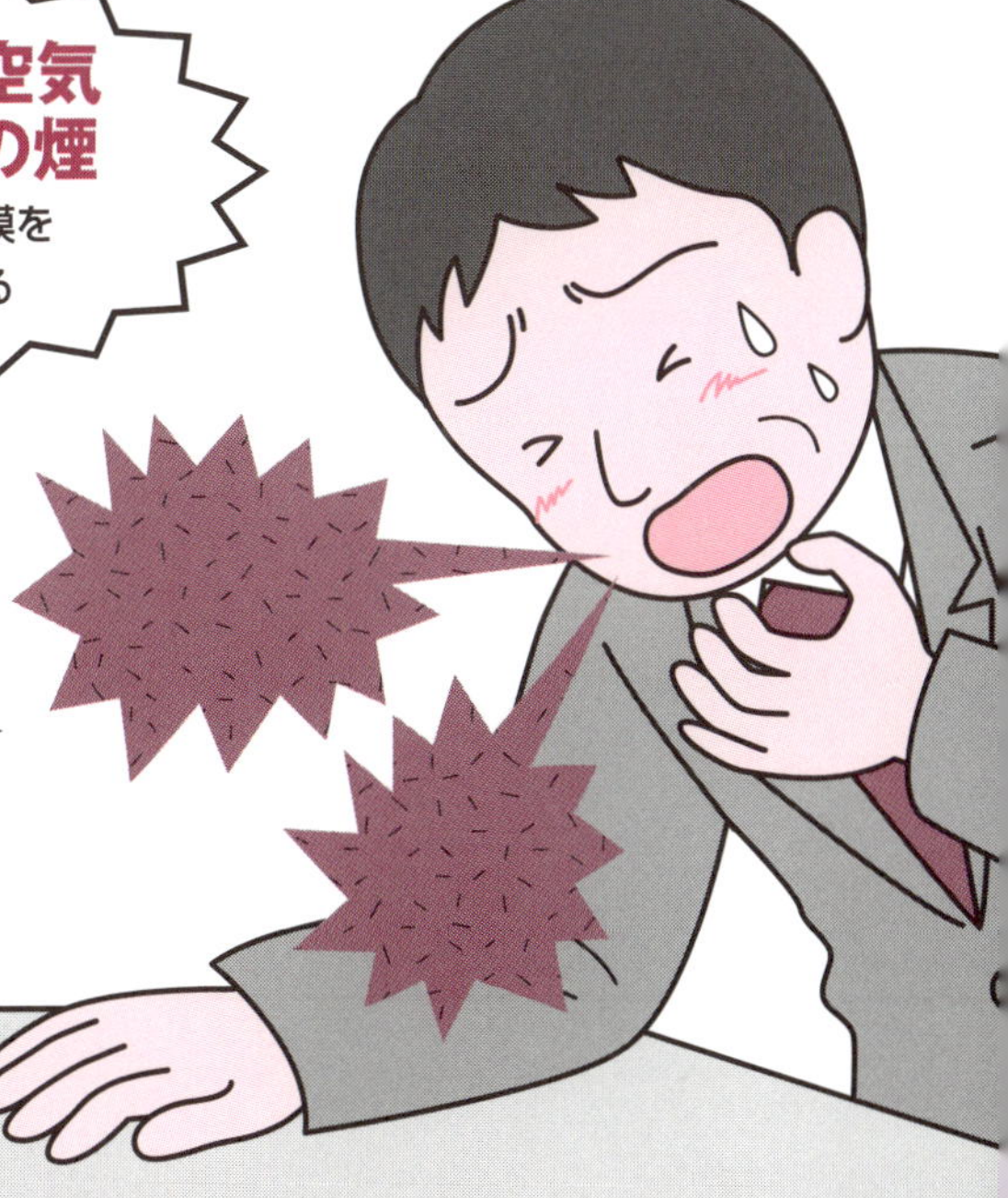

ぜんそくが起こりやすい職業も

大人のぜんそくで、大きな問題になるのが仕事との兼ね合いです。温度変化の大きい職場や、ほこりなどのアレルゲンが避けられない環境は、ぜんそくを悪化させるおそれがあります。

また、職業と関連の深い物質がぜんそくの原因となる「職業性ぜんそく」もあります。特定の物質や粉じんなどに長期間さらされるために起こるもので、意外なところでは蚕(かいこ)の分泌物やまゆ、蛾もぜんそくの原因になります。

治療は普通のぜんそくに準じておこないますが、職場の環境整備も欠かせません。

注意 ストレスやたばこ、感染症は、気道の粘膜を刺激して炎症を悪化させるうえに、それ自体が発作の引き金にもなります。

経過

重症度とコントロールのしかたが影響する

ぜんそくとは、長い付き合いになるケースが多いのが実情です。ただし、その経過は、いつ発症したかや、重症度など、人によってかなり異なります。

年齢によって注意点が変わる

ぜんそくは、「何歳ごろ発症したか」や「どのように付き合ったか」によって、経過がかなり変わってきます。

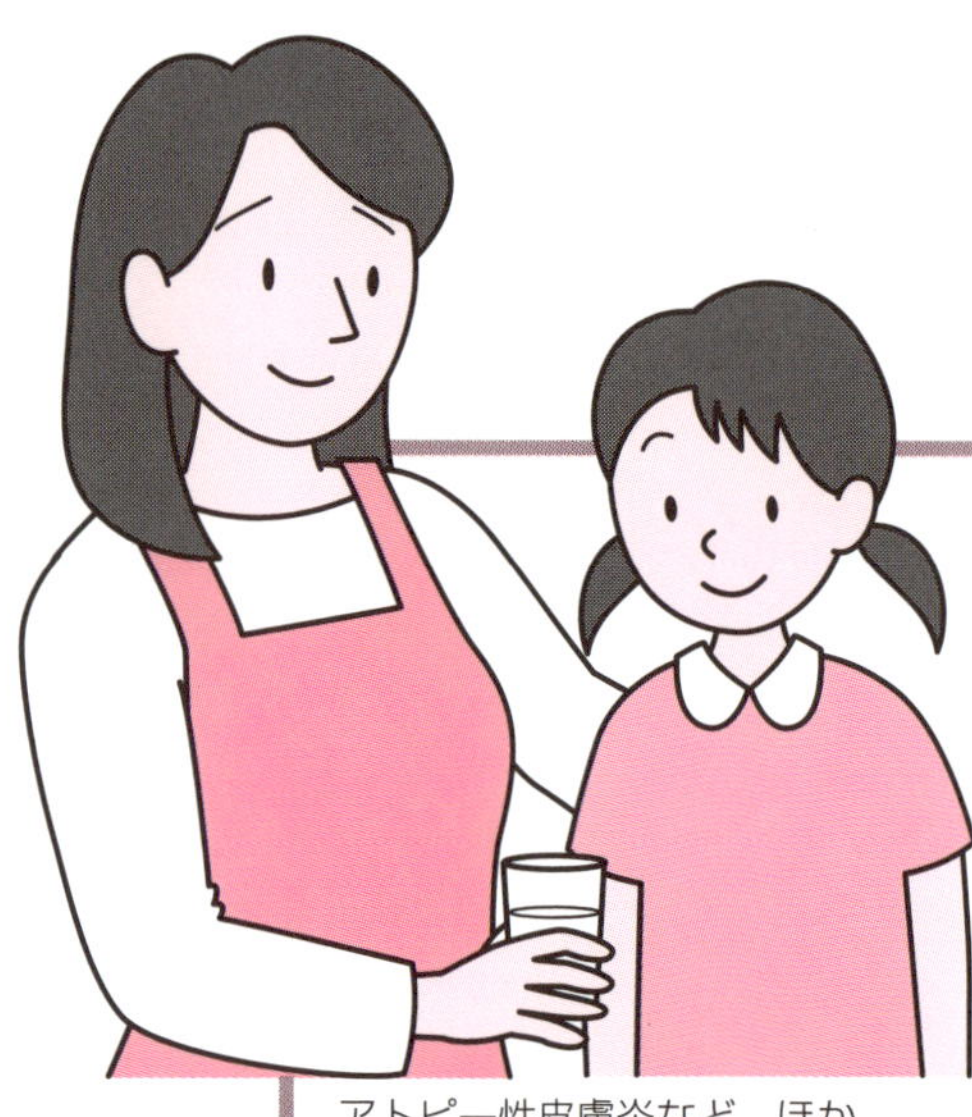

小さな子どものぜんそくは、親といっしょに治す

子どものぜんそくは、早ければ１～２歳ごろに診断されます。そのため、治療や体調管理、アレルゲンの除去といった環境改善は、家族が中心になって取り組みます。

アトピー性皮膚炎など、ほかのアレルギー疾患にも要注意

少しずつ自分でできるようにしていく

本人の成長に合わせて、薬の扱いやピークフローメーターを使った管理（83ページ参照）などを自分でできるように励ましていきます。家族は過保護になりすぎず、本人を信頼して任せる姿勢に変えていきましょう。

体調の悪さや悪化の兆候を見逃さないように気をつけて

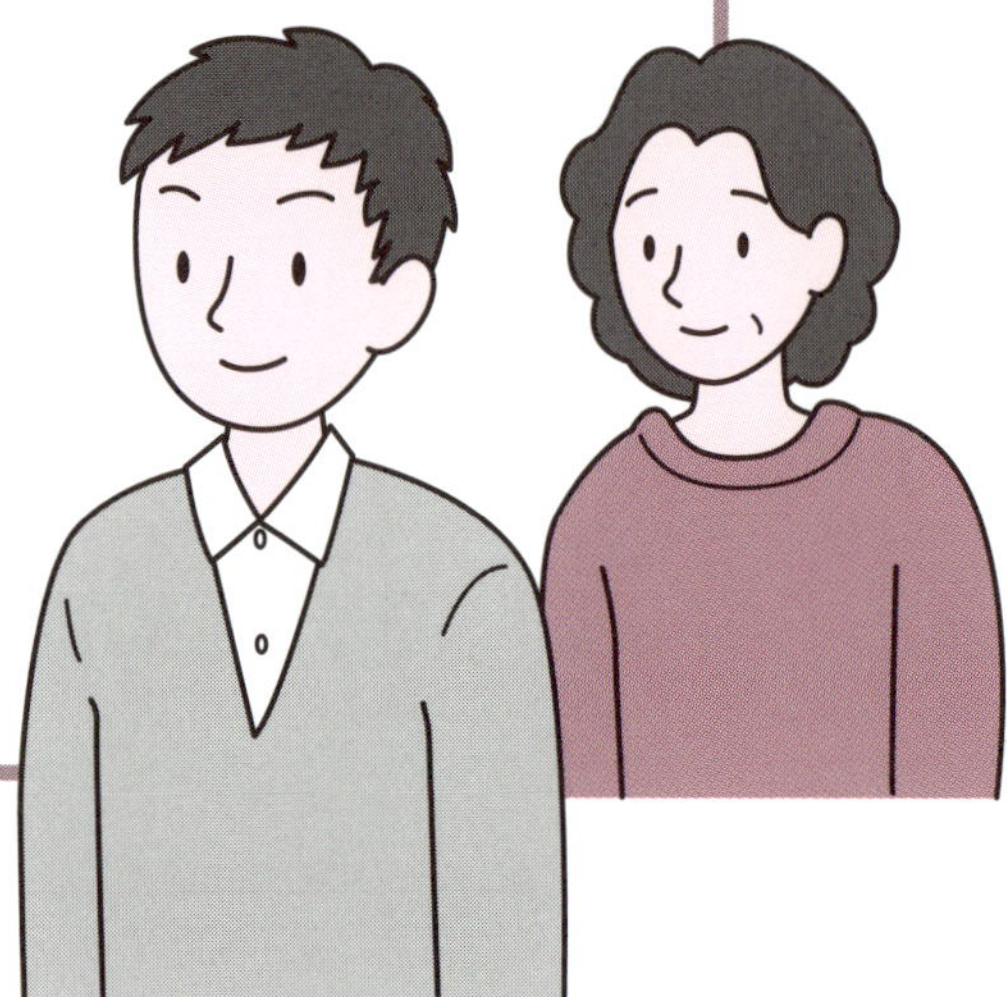

大人のぜんそくはずっと付き合っていく

大人のぜんそくは、ある日突然発症する場合と、子どものころからのぜんそくが治りきらない場合、寛解していたのにぶり返す場合があります。

いずれにしても、大人のぜんそくは、薬を使いながらずっと付き合っていく必要があります。

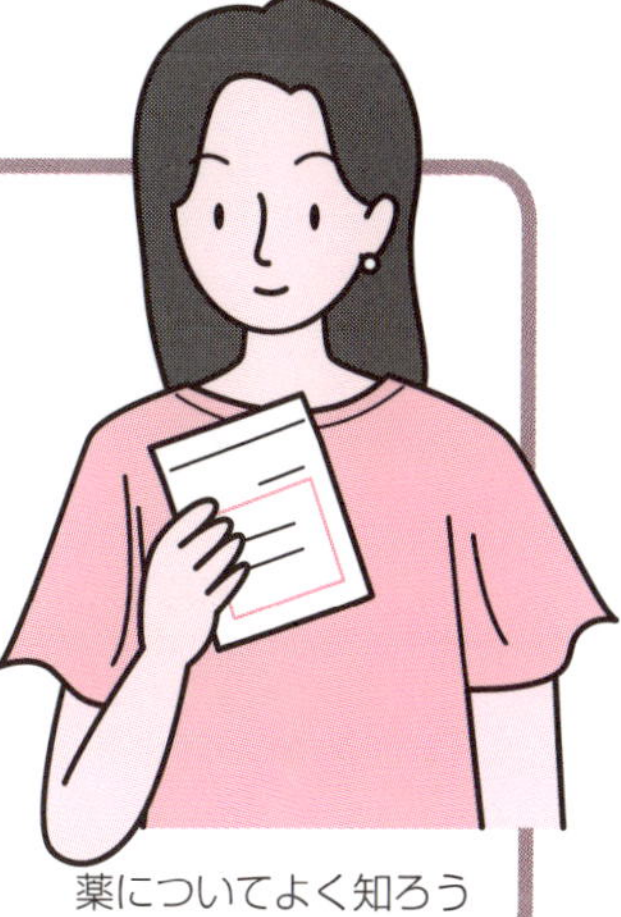

薬についてよく知ろう

正しくコントロールすれば発作を抑えられる

薬を正しく使い、無理を避けるなど適切に対応していけば、発作が起こらなくなったり、その程度を軽くしたりと、よい状態をキープできます。

重症の人や、コントロール不良だと悪化することも

しっかり治療に取り組まず、生活上の注意もおろそかにしていると、気道の炎症が進み、症状が悪化していきます。また、ぜんそくの程度が重く、治療を続けていても悪化する場合があります。

思春期に入ると、ぜんそく治療に家族が口出しするのを嫌ったり、忙しさを理由に治療がおろそかになったりする場合もあるので、自己管理は早めに身につけさせたい

子どものぜんそくは治まることが多い

重症度にもよりますが、治療に取り組み、よい状態がキープできていると、症状がなくなり、治療しなくてもすむようになります。この状態を寛解といいます。

大人と子どもでは経過が異なる

子どものぜんそくの多くは、適切にコントロールすると、成長とともに治まってきます。

一方、大人になるまで持ち越してしまった場合や、大人になってからの再発、新しく発症した場合は、ケアを続け、しっかりコントロールしていくことになります。

症状①

ゼイゼイして息苦しく、せきが止まらない

ゼイゼイして息苦しく、せきが止まらなくなるのが、典型的なぜんそくの発作です。受診時に正しく伝えるためにも、それぞれの症状の特徴を知っておきましょう。

発作の3大症状がある

程度の差こそあれ、ぜんそくの発作でよくみられる症状は3つです。

息苦しさ

気道が狭くなっているために十分な呼吸ができず、息苦しくなります。うまく息を吐き出せなくなりますが、吸うほうが苦しいという人もいます。

- 息を吐くときに苦しい
- 息切れする

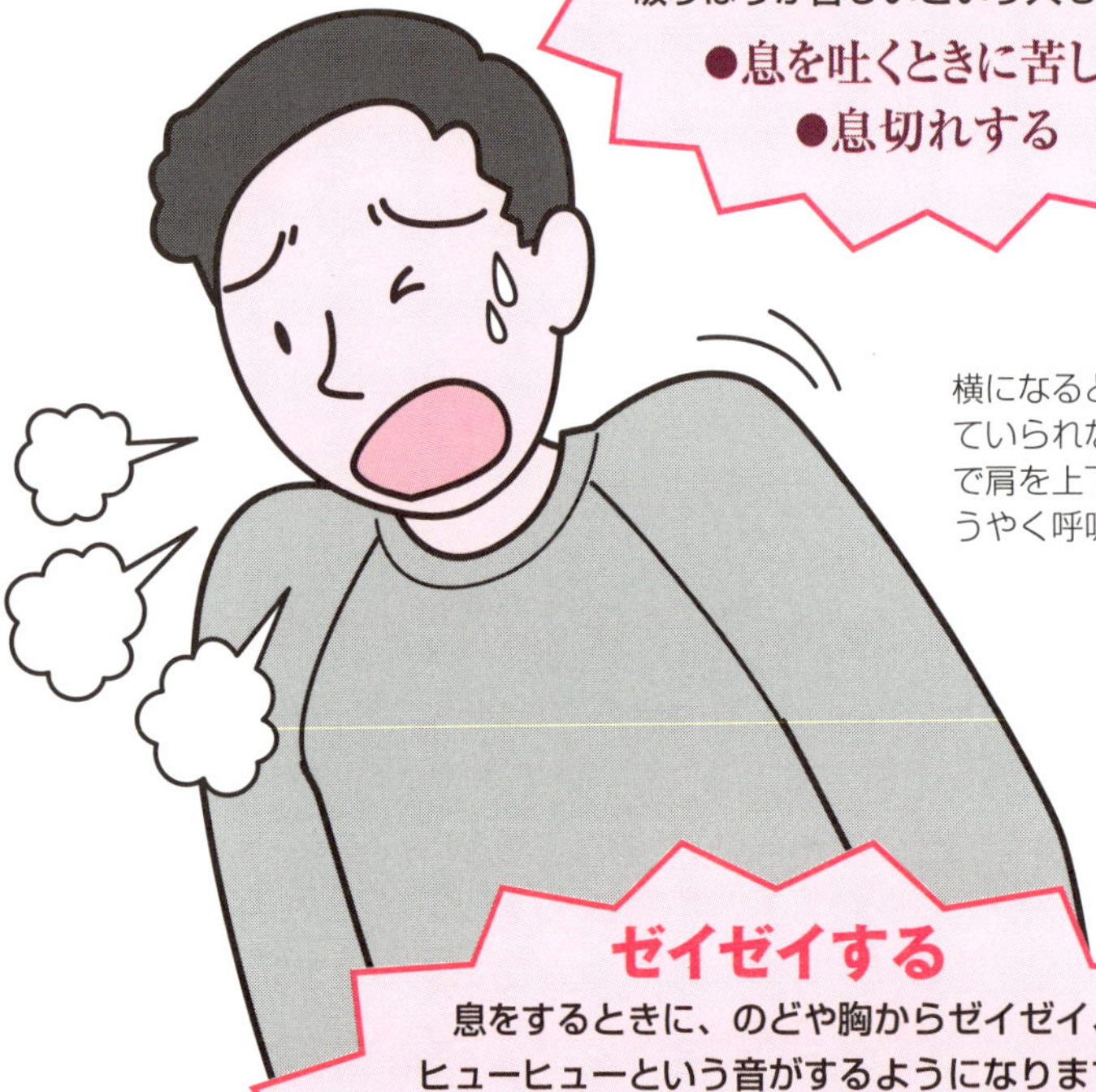

横になると苦しいので、寝ていられない。座った姿勢で肩を上下に動かして、ようやく呼吸する

ゼイゼイする

息をするときに、のどや胸からゼイゼイ、ヒューヒューという音がするようになります。これを「ぜん鳴」といいます。子どもは気道が細いので、ぜんそく以外の病気でもぜん鳴が起こりますが、大人の場合は、ぜん鳴があるときはほぼぜんそくと考えられます。

- のどや胸がゴロゴロする
- 痰のからんだ感じがとれない

典型的な症状は三つ

ぜんそくは、発作が起こったときに受診するとは限らないため、発作が起こったときにどんな症状が出たかを把握しておくことが欠かせません。

典型的な症状は三つ。これらの症状があると、ぜんそくの可能性がかなり高いといえます。

せきが出る

激しくせきが出て止まらなくなります。
また、痰がよく出るのも特徴で、粘り気のある痰がたくさん出ることもあります。

- 夜、寝ていてもせきで目が覚める。明け方にひどくなることが多い
- せきをしても、痰のからんだ感じがとれない

気づきにくい場合も

ぜんそくの発作では、典型的な症状がそろっていない場合もよくあります。そのため、多少の息苦しさがあっても年のせいだろうと受け入れてしまったり、そのうち治るだろうと軽視しているうちに、ずるずると悪化したりする場合も少なくありません。

「なにもない」は症状のひとつでもある

発作が起きていないときは、息苦しさもせきも治まり、健康な人と同じ状態です。けれども、「発作はあるけれど、いつもは元気だから大丈夫だろう」と思うのは危険。症状がない時期があること自体がぜんそくの特徴であり、症状のひとつともいえるのです。

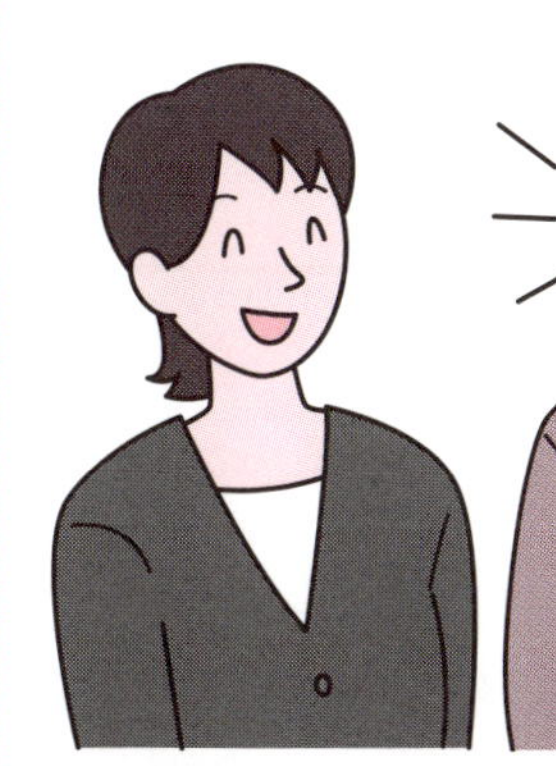
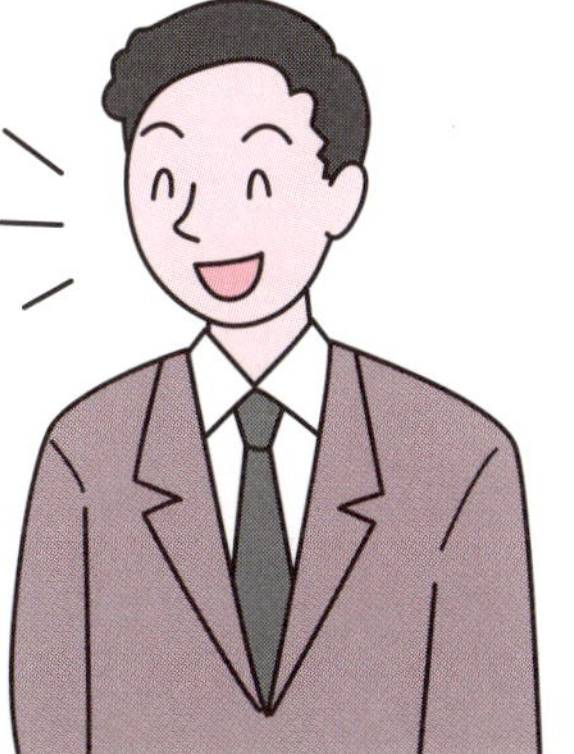

発作がないときは、症状がほとんどない

狭くなっていた気道が元に戻っているので、それまでの苦しさがウソのように解消されています。

症状②

胸に痛みや違和感をもつ人もいる

胸の痛みや違和感など、ぜんそくとは気づきにくい症状もあります。こうした症状だけの場合、いつの間にか気道の炎症が進んで強い発作を招くおそれもあるので、注意が必要です。

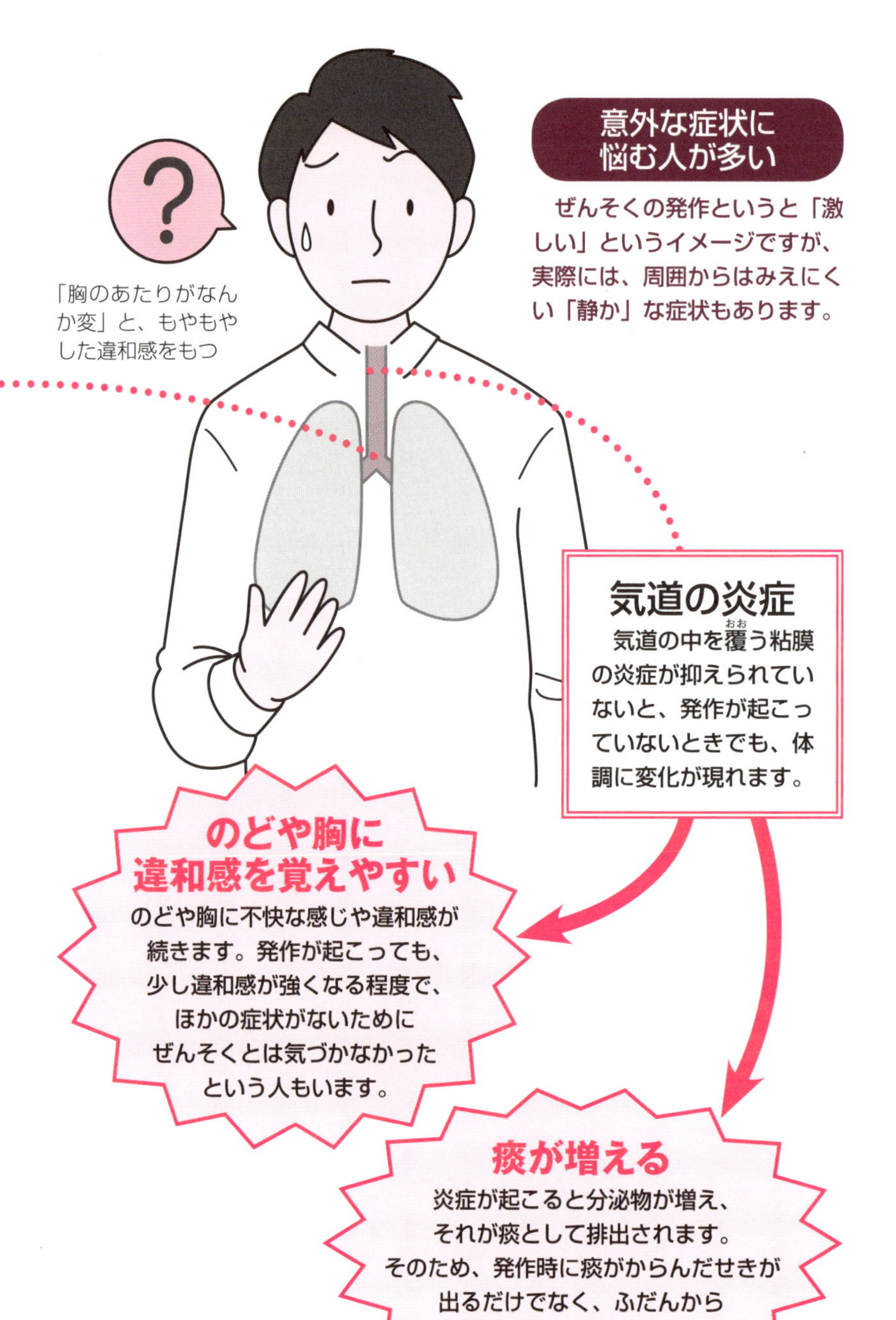

意外な症状に悩む人が多い
ぜんそくの発作というと「激しい」というイメージですが、実際には、周囲からはみえにくい「静か」な症状もあります。
?
「胸のあたりがなんか変」と、もやもやした違和感をもつ
気道の炎症
気道の中を覆う粘膜の炎症が抑えられていないと、発作が起こっていないときでも、体調に変化が現れます。
のどや胸に違和感を覚えやすい
のどや胸に不快な感じや違和感が続きます。発作が起こっても、少し違和感が強くなる程度で、ほかの症状がないためにぜんそくとは気づかなかったという人もいます。
痰が増える
炎症が起こると分泌物が増え、それが痰として排出されます。そのため、発作時に痰がからんだせきが出るだけでなく、ふだんから痰が多くなりがちです。

気道が狭くなる

過敏になっている気道が、わずかな刺激で急激に収縮して狭くなることがあります。息苦しさだけでなく、さまざまな症状の原因にもなります。

胸の痛みが出る

気道が狭くなるときに、周辺の神経が刺激されるため、胸に痛みが起こることがあります。また、息苦しさを胸の苦しさや痛みとして感じるといった知覚異常が起こる人もいます。

せきが出る

気道が収縮する際に神経を刺激するため、せきが出ます。

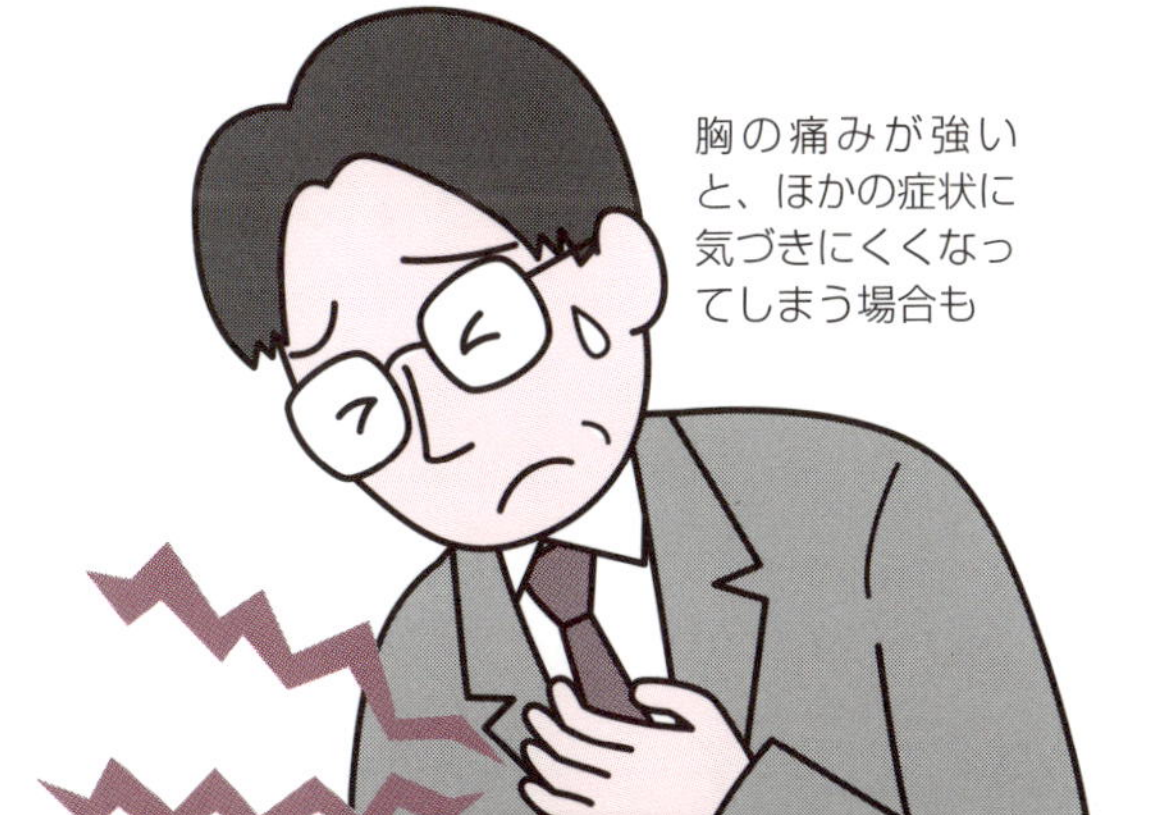
胸の痛みが強いと、ほかの症状に気づきにくくなってしまう場合も

ぜんそくとは気づかない人もいるほど

気道に炎症があり、発作が起こっても、典型的な症状ではなく、胸の痛みや違和感だけの場合があります。すると、「たいしたことはない」とやり過ごしがちです。病院に行ってもぜんそくと気づかれないことがあります。

典型的な症状がなくても、体の中で起こっていることは発作なので、放っておくと症状が徐々に重くなったり、突然強い発作が起こったりするおそれがあります。

軽視は禁物

「息苦しさ」は、あくまでも本人の感覚です。息苦しさを感じにくい人は、呼吸機能がかなり低下していても苦しくないので、酸素不足になって突然意識を失うおそれがあります。「この程度なら大丈夫」と軽視するのは危険です。

放っておくと

気づかないうちに炎症が進むことも

ぜんそくは慢性の病気です。正しく薬を使わないと、発作自体が重くなってくるだけでなく、発作が起こっていないときにも息苦しさが続くようになります。

発作が治まればいいわけではない

ひと昔前まで、ぜんそくは発作を鎮める治療が中心でした。しかし、最近は、発作のないときに放っておくと発作が起きたとき症状が重くなり、より悪い状態になることがわかってきました。

発作のないときも、炎症はある

ぜんそくの大もとは、気道の粘膜が炎症を起こしていること。自覚症状がなくても、炎症は続いていて、過敏な状態になっています。

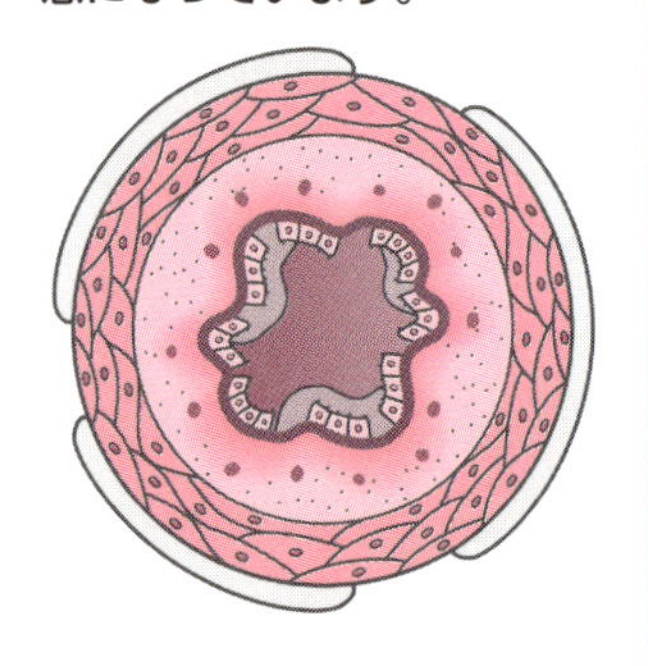

なんらかの刺激で

気道が狭くなる

なんらかの刺激で気道が強く収縮し、ぜんそくの発作が起こります。発作に対する治療が必要です。

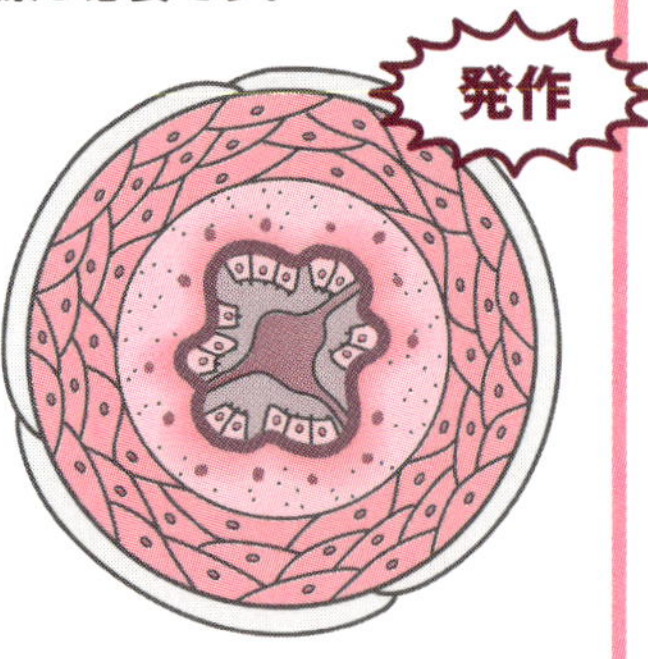

発作

発作が治まる

内用薬

発作がないと治った気になってしまう

油断が悪化を招く

ぜんそくは、発作が治まると自覚症状はほとんどなくなります。そのため、ふだんの生活ではぜんそくのことなど忘れて治療もサボりがち……という人もいます。

しかし、自覚症状がなくても、気道の内側では炎症が進んでいます。発作の頻度も程度も増していくだけでなく、発作が解消したあとも息苦しさが続くようになってしまいます。

調子のいいときこそ治療が重要

ぜんそくの発作と炎症の悪循環を断ち切るには、症状のないときに炎症を鎮める治療を続けることが重要です。

発作がなく調子がいいときこそ、しっかり治療すべきときなのです。

よい状態をキープする治療を続ける

気道の粘膜にある炎症を抑える治療を根気強く続けていくと、炎症が鎮まって過敏性も抑えられます。刺激に過剰に反応することがなくなり、発作が起こりにくくなります。

気道の内側では、変化が続く

発作が治まったあと、炎症を抑える治療を怠っていると、過敏な状態が続くために発作をくり返します。すると、気道内の粘膜や筋肉が徐々に厚くなり、内部が狭くなっていきます。この変化を「リモデリング」といいます。

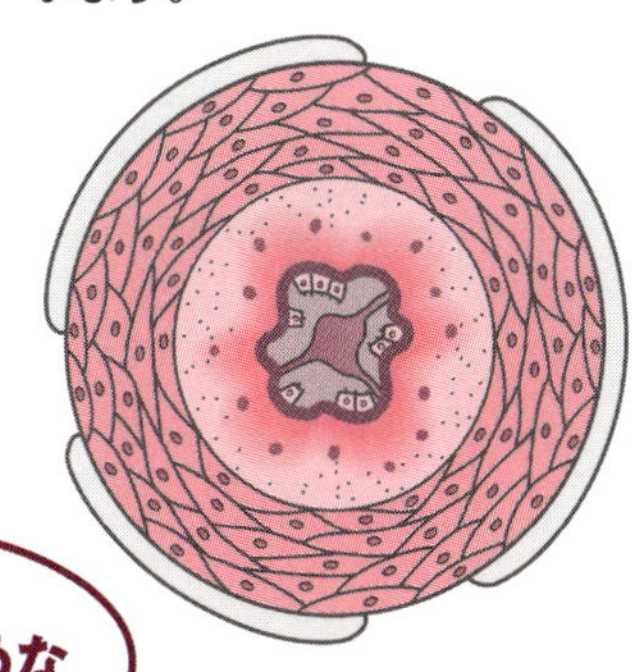

常に発作が起きているような状態になる

気道内が狭いままになり、「いつも苦しい」状態になる

気道のリモデリングが進むと、発作が治まっても気道の中は狭いまま。発作が治まったあとも息苦しさが解消せず、いつも苦しい、ちょっとした動作でもつらいといった状態に陥ります。

COLUMN

周囲の人に、ぜんそくであることをどう伝える？

ありがとうの気持ちを忘れずに

隠してもよいことはない

ぜんそくは、急な発作で日常生活に支障が出ることがあるため、周囲の人に嫌がられるのではないかとぜんそくを隠す人もいます。

しかし、例えば職場で隠していると、体調の悪いときや通院するときに「休む」といいにくくなり、無理をするうちに発作を起こす、という悪循環に陥ります。

ぜんそくのために迷惑をかけるかもしれないことは率直に伝えましょう。体調の悪いとき、都合がつかないときに仕事を手伝ってもらうのは誰にでもあることです。

家族のほうがむずかしいことも

家族、特にパートナーにぜんそくについてわかってもらえない、という悩みもよくあります。話がこじれがちなのが、ぜんそくのある妻が、夫に禁煙を頼んでも聞いてもらえないという悩み。お互いが意地の張り合いになっているケースもしばしばです。

そんなときは、友人から話してもらう、孫に伝えさせるなど、本人が意地にならずに話を聞ける人にいってもらいましょう。本人も受け入れやすく、しかも周囲のチェックが働き、一石二鳥です。

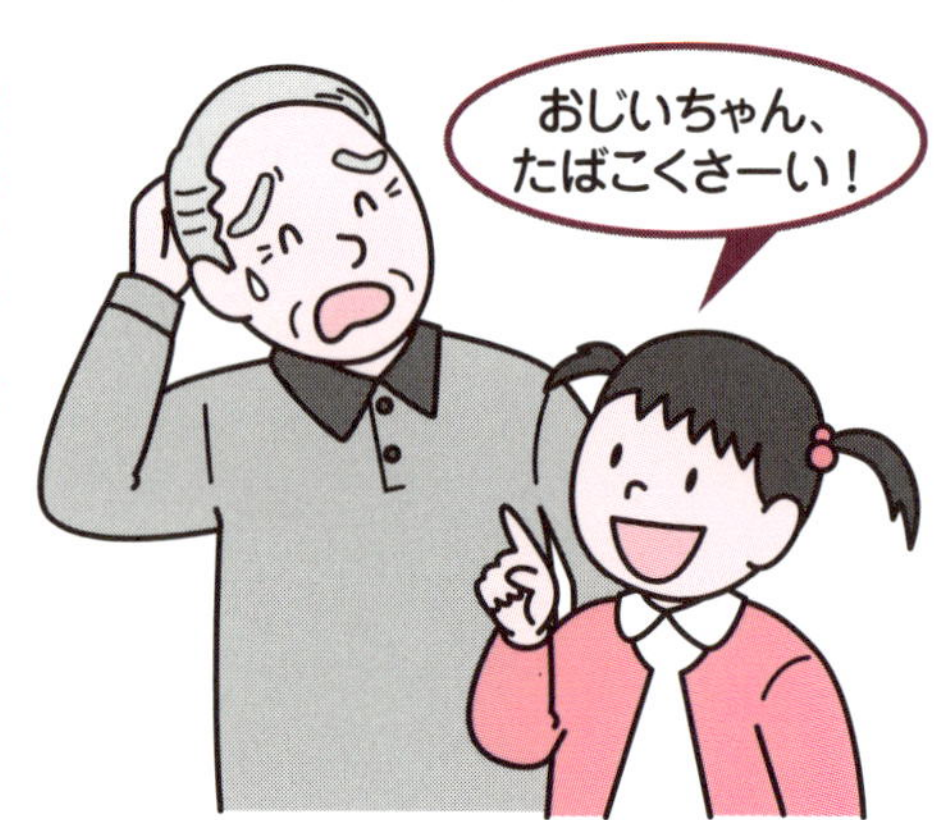
おじいちゃん、
たばこくさーい！

孫の言葉なら聞いてもらえることも

2

検査から重症度を診断する

ぜんそくは診察を受けるときに
症状が起こっているとは限らないため、
診断がむずかしいといわれます。
検査方法や診断に必要な情報を知っておき、
医師に自分の症状を伝える際の参考にしましょう。

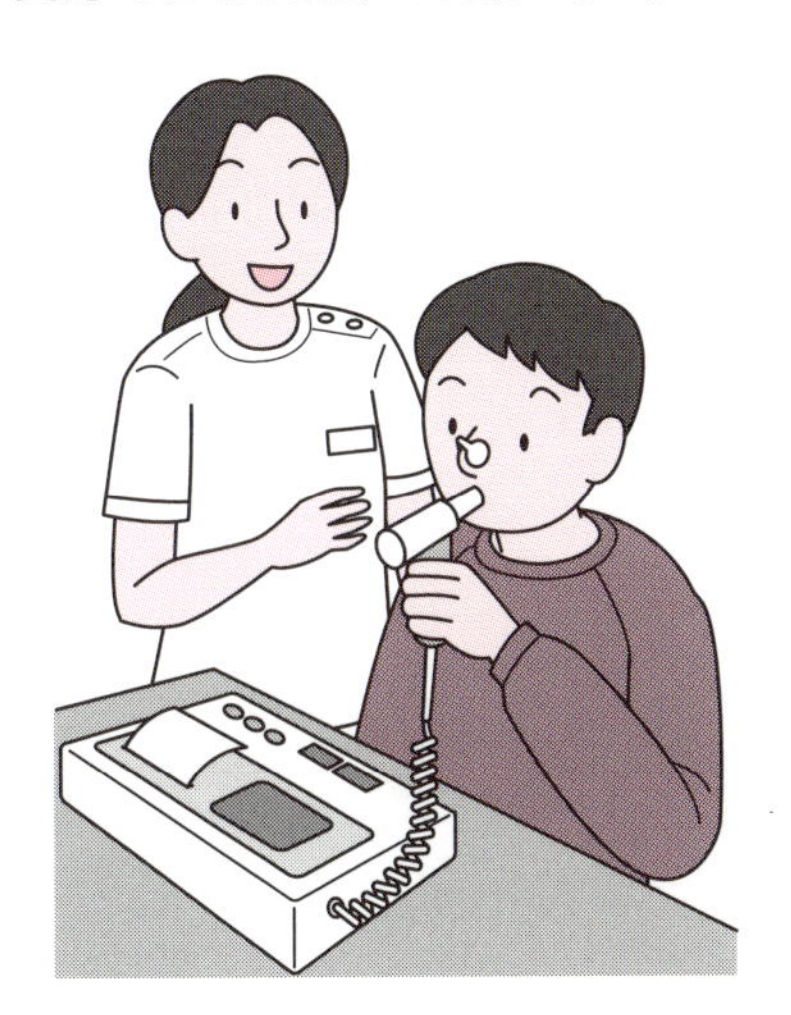

問診

生活サイクルや症状をしっかり伝える

ぜんそくの診断には、決め手となる検査や数値がありません。そのため、いくつかの検査結果や診察から総合的に判断します。診察は、言葉による検査でもあるのです。

せきや呼吸の困りごとは呼吸器科へ

典型的な症状があれば、ぜんそくとわかりやすいのですが、胸の痛み、夜間に眠れないなど、一見ぜんそくとわかりにくい症状のために、ほかの科を受診している人がまだ多くみられます。

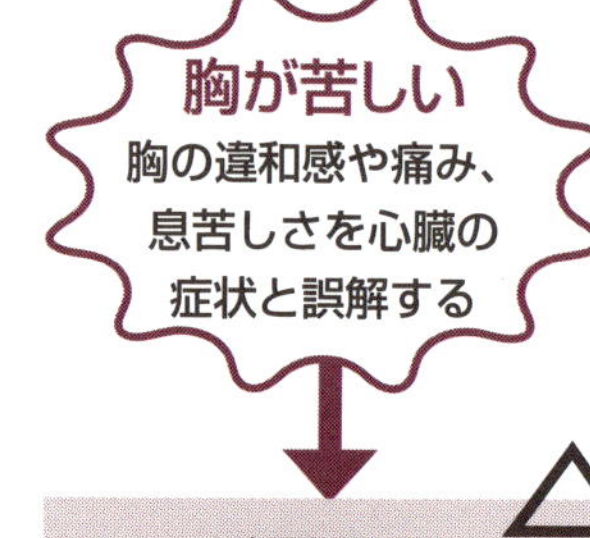

胸が苦しい
胸の違和感や痛み、息苦しさを心臓の症状と誤解する

循環器科 △

夜眠れない
ぜんそくは夜間に悪化しやすい。せきや息苦しさで眠れないのを、睡眠障害と混同する

精神科・心療内科 △

○ 呼吸器科

○ アレルギー科

問診のときには、聴診器を使って胸の音をきく。自覚症状がなくても、ゼイゼイしていることがある

症状からわかることは多い

ぜんそくは夜間に症状が出やすく、昼間には治まっていることが多いため、診察時にはなにも症状がないことが多いものです。問診では自分の状態をできるだけくわしく伝えましょう。

今いちばん困っていることを伝えるのはもちろんのこと、一見ぜんそくとは関係なさそうなことも大切な情報です。

メモなどにまとめておくとよい

診察では、症状だけではなく、

生活全般の様子を伝える

ぜんそくには、体質と環境の両方がかかわっています。症状はもちろんのこと、日ごろの生活の様子や習慣などもきちんと伝えましょう。

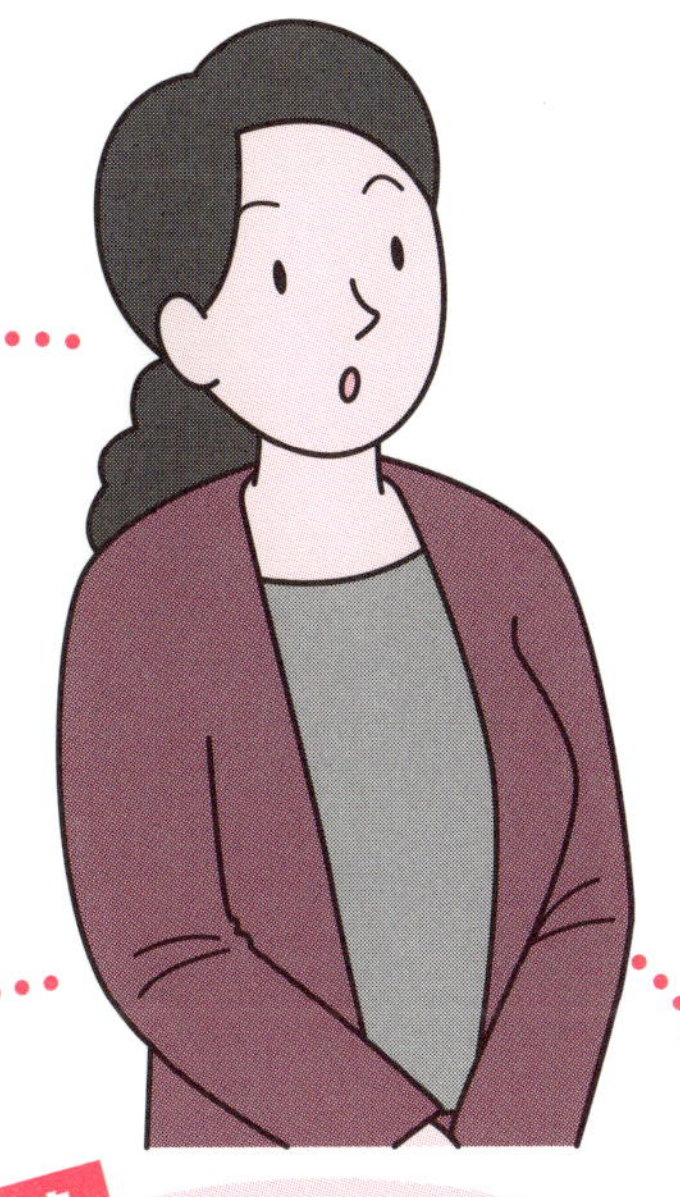

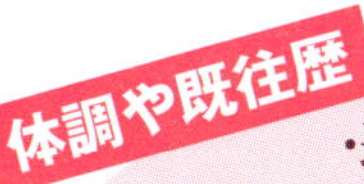

症状

・どんな症状が、いつごろ起こるのか
・夜間の症状や睡眠の状態はどうか
・体調が悪くなるきっかけがあるか

症状や困っていることはていねいに伝えて。痛みや違和感などの、ぜんそくとは関係のなさそうな症状も忘れずに

体調や既往歴

・過去にかかった病気や、現在治療中の病気はあるか
・アレルギーがあるか
・かぜをひきやすいか、かぜをひくとせきが出やすいか

今までかかった病気だけでなく、現在の体調もきちんとふり返ろう

生活・環境

・仕事や学校など、やらなければならないことに支障はあるか
・自分がたばこを吸うか、あるいは周囲に吸っている人がいるか

自分の生活サイクルや、日常の生活の環境について伝える

生活の中で起こる体調の変化、家族の病歴など、細かいことも聞かれます。ぜんそくの治療には、症状だけでなく、発作の誘因や悪化要因などを知ることが欠かせないためです。

診察の前に、要点を整理しておくと、スムーズに答えられ、医師も話が聞きやすくなります。

何歳までなら小児科?

子どものぜんそくは小児科で治療を受けることがほとんどで、年齢でいうと、おおむね一五歳まで。それまでによくなるケースが多いのですが、症状が長引いた場合は、小児科から内科や呼吸器科に移るかどうかを検討します。

この年ごろは思春期特有のむずかしさもあり、新しい医師への引き継ぎがスムーズにいかないと、本人が治療に向き合わなくなったり、中断してしまったりといった問題がしばしば出てきます。診療科を替える場合は、本人と家族、主治医がよく話し合って決めるようにしましょう。

検査①

呼吸の状態からわかることは多い

肺の容量や吐く息のスピードから呼吸機能をみる、「呼吸機能検査」をすることがあります。診断のためだけでなく、治療方針を決めたり、治療効果をみたりするためにもおこなわれます。

呼吸機能をみる検査

まず呼吸機能検査がおこなわれます。息を深く吸ってからしっかり吐きます。スパイロメーターという機械を使って、呼吸量や息を吐く速さを調べます。

鼻をクリップでふさぎ、マウスピースをくわえ、思い切り息を吐き出す。息を吐き出すときにのどや舌を使うと数値が不正確になるので、注意する

【努力肺活量（FVC）】

思いきり息を吸い込んだあと、できるだけ速く息を吐き出したときの息の量。ここから１秒量や１秒率を割り出す

【肺活量】

思いきり息を吸い込んだあと、吐き出す息の量

【1秒量】

最初の１秒間で吐き出した息の量

【1秒率】

１秒量が、努力肺活量の何%に当たるかを示す数値。これが低いと、ぜんそくが疑われる

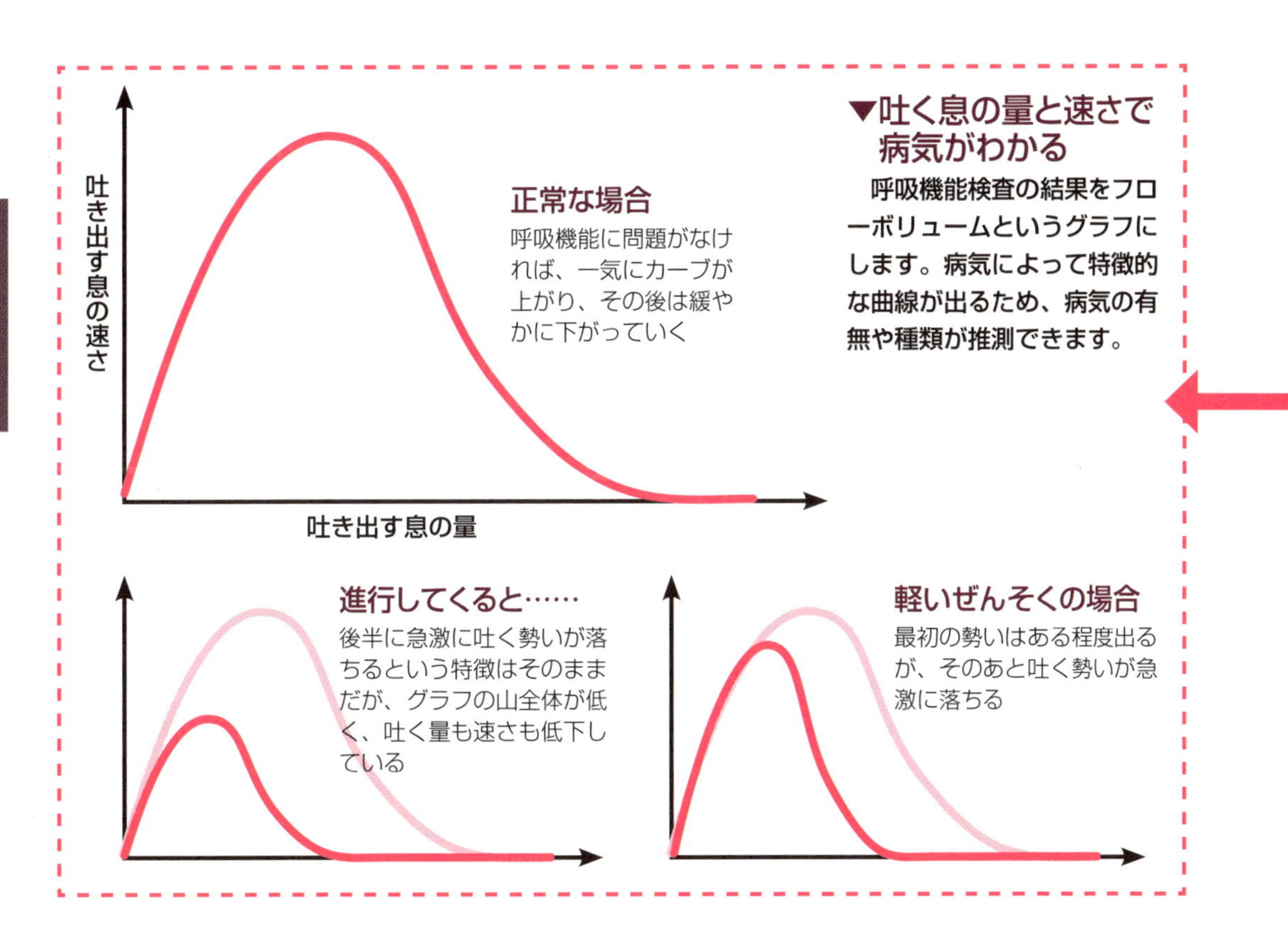

▼吐く息の量と速さで病気がわかる
呼吸機能検査の結果をフローボリュームというグラフにします。病気によって特徴的な曲線が出るため、病気の有無や種類が推測できます。
吐き出す息の速さ
吐き出す息の量
正常な場合
呼吸機能に問題がなければ、一気にカーブが上がり、その後は緩やかに下がっていく
進行してくると……
後半に急激に吐く勢いが落ちるという特徴はそのままだが、グラフの山全体が低く、吐く量も速さも低下している
軽いぜんそくの場合
最初の勢いはある程度出るが、そのあと吐く勢いが急激に落ちる

自覚症状がなくても呼吸機能の低下も

ぜんそくでは、夜間に症状が出ても昼間は問題のない人が多いので、「日中に検査を受けても異常は発見されないのではないか」と思うかもしれません。

しかし、自覚症状がなくても、呼吸機能検査をおこなうと、肺の機能が低下していたり、ぜんそく特有の変化が出ていたりすることがよくあります。

肺機能だけでなく気道の状態もわかる

気道の状態を調べる「気道可逆性検査」は、呼吸機能検査と組み合わせた方法です。

最初に呼吸機能検査をおこないます。続いて気管支を広げるβ_2刺激薬を吸入し、その後、もう一度呼吸機能検査をおこないます。

一秒量が一定以上改善している場合は、気道に可逆性（元に戻る性質）があるということで、ぜんそくの可能性が高くなります。

検査②

アレルギーや炎症の有無を調べる

ぜんそくにはアレルギーがかかわっていることが多いため、アレルギーの有無は、診断の助けになります。ただ、アレルギーがあっても、ぜんそくと確定できるわけではありません。

アレルゲンを特定する

アレルギーの症状を引き起こす原因をみつける検査には、主に2つの方法があります。

血液検査

血液に含まれる、アレルギーにかかわる物質「IgE抗体」のタイプや量を調べる。特異的IgE抗体は反応する相手が決まっているため、アレルゲンが特定できる

皮膚反応テスト

皮膚にアレルゲンを含む薬をつけ、その部分の皮膚をほんの少し傷つけて反応をみる。腫(は)れやかゆみが出ると、アレルゲンだとわかる

アレルギーの有無がわかる

アレルギーがあるかどうかだけでなく、その程度や、アレルゲンの種類などが推測できます。

▼主なアレルゲン

ペット
猫や犬、ハムスターなどの抜け毛がアレルゲンになるほか、ペットがいるとダニが増えるという悪影響も

ダニ
生きている個体も、フンや死骸の粉などもアレルゲンに

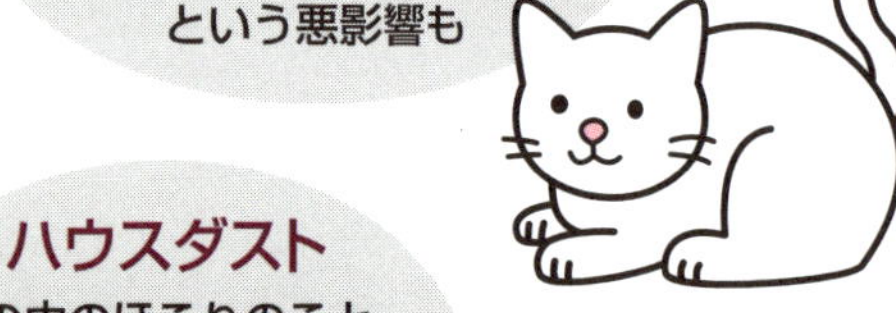

花粉
スギやヒノキ、ブタクサなどの花粉の成分が、季節性のアレルギーの原因に

ハウスダスト
家の中のほこりのこと。ダニの死骸、ペットの毛や垢、花粉などの細かなチリ、ほこりがアレルゲンになる

カビ
ある種のカビがアレルゲンとなる

食べ物
卵や牛乳、大豆、そば粉などがアレルゲンとなることも

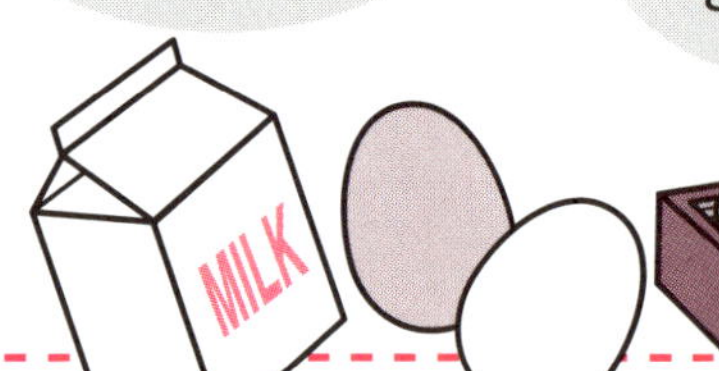
MILK

炎症の有無を調べる検査

気道の中に炎症があることがわかれば、ぜんそくの可能性が高くなります。ただ、気道の中を直接調べることはできないため、炎症でつくられる成分の有無を調べます。

喀痰(かくたん)検査

ぜんそくによる炎症では、白血球の一種「好酸球」が増える。そこで、痰を取って、どのくらい好酸球が含まれているかを調べる

呼気NO検査

気道に炎症があると、吐く息に「一酸化窒素（NO）」がたくさん含まれるため、その量が多いと、ぜんそくが疑われる。ただ、アレルギー性鼻炎など、上気道の炎症でも値が高くなる

気道に炎症があることがわかる

これらの検査では、空気の通り道のどこかに炎症があることがわかります。検査値が高ければ、ぜんそくの可能性が高くなります。

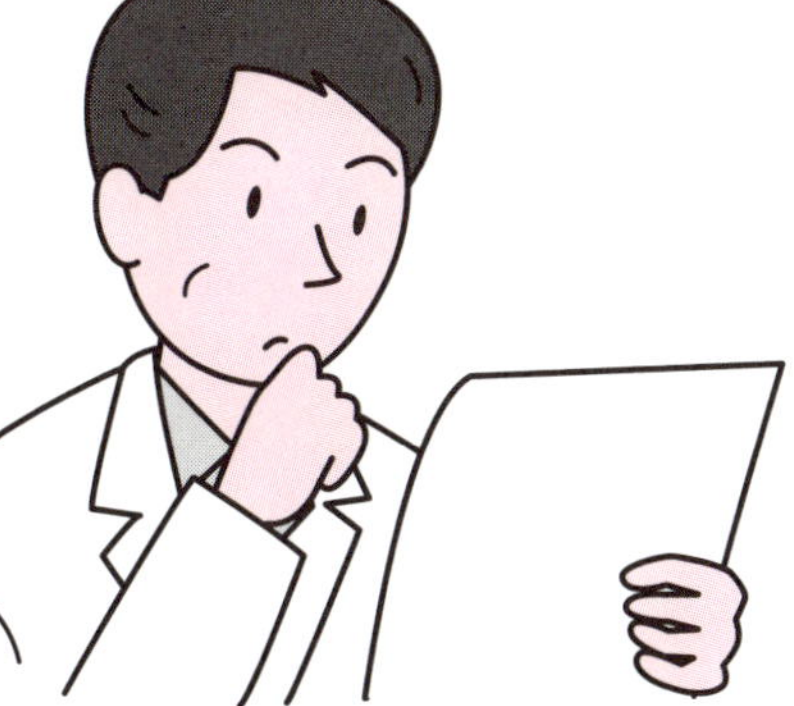
ほかの検査結果も総合的にみて、ぜんそくかどうかを判断する

決め手になる検査ではない

ぜんそくの原因や発作の誘因としてアレルギーがかかわっていることが多いため、アレルギーの原因となるアレルゲンを調べる検査は、ほぼおこなわれます。

ただし、呼吸器の症状があってアレルギー検査で陽性になったとしても、ぜんそくの決め手になるわけではありません。炎症の有無を調べる検査など、ほかの検査結果と合わせて、似た症状のある別の病気と見極めます。

診断とともに治療に役立つ

アレルゲンが特定できて、アレルギーの程度がわかることは、診断の参考になるだけでなく、治療方針の決定にも役立ちます。

アレルゲンを吸い込まないための、日常生活での具体的な注意点が明らかになるからです。

新しい検査法 強制オシレーション検査

特殊なスピーカーを使って気道に音波を送り込み、気道の抵抗を測定することで、気道が狭くなっているかどうかをみる検査です。普通の呼吸をしながら調べることができるので、患者さんの負担はほとんどありません。

重症度

症状と検査結果から、四段階に分ける

ぜんそくの重症度は、子どもは症状で、大人の場合は症状と呼吸機能検査の結果を踏まえて判断します。重症度が決まると、治療方針も決まります。

ぜんそくの重症度

大人の場合は４段階、子どもの場合は５段階に分けられます。

症状がないときのほうが多い

軽症間欠型

症状

- 軽い症状はあるがすぐ消えるし、1週間に1回よりも少ない（症状は毎週ではない）
- 夜間に症状が起こるのは１ヵ月に２回未満

検査結果

- ピークフロー値（82ページ参照）は自己最良値の80%以上で、朝と夜の差が20%未満

子どもの場合（間欠型）

・1年間に数回、特定の季節に軽いせきが出る
・呼吸困難を伴うこともあるが、$β_2$刺激薬を使えばすぐによくなる

自覚症状だけで判断しない

ぜんそくの重症度は、発作の起こる頻度や時間の長さ、症状の重さから分けられます。

患者さんのなかには、「強い薬を使いたくない」「少しでもよくなりたい」といった気持ちから、症状を実際より軽めに考えている人もいます。そのような場合は、自覚しているより重い判定になるかもしれません。しかし、この重症度は治療方針を決める際の重要な基準。重症度を知ることが治療のスタートともいえます。

子どもでも、五歳になれば呼吸機能検査を受けられる場合が多いので、検査を受けて客観的に判断するとよいでしょう。

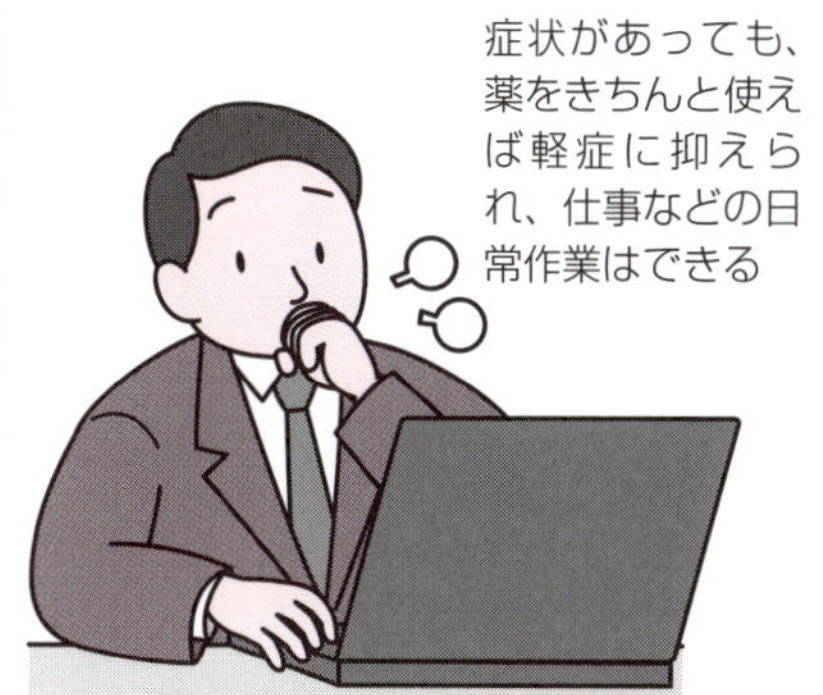
症状があっても、薬をきちんと使えば軽症に抑えられ、仕事などの日常作業はできる

症状がときどきある

軽症持続型

症状

●症状は1週間に1回以上あり、日常生活や睡眠が妨げられることが1ヵ月に1回以上ある（症状は毎週あるが、毎日ではない）

●夜間にも、1ヵ月に2回以上症状が起こる

検査結果

●ピークフロー値は自己最良値の80%以上で、朝と夜の差が20〜30%

子どもの場合（軽症持続型）

・せきや軽いぜん鳴が1ヵ月に1回以上あるが、1週間に1回未満ではある

・呼吸困難が起こることがあるが、すぐに治まり、日常生活に支障はない

中等症持続型

症状

●症状が毎日あり、しばしば悪化する。日常生活や睡眠が妨げられることが1週間に1回以上ある（症状は毎日あるが日常生活に大きな支障を来さない）

●夜間にも1週間に1回以上症状が起こる

検査結果

●ピークフロー値は自己最良値の60%以上80%未満で、朝と夜の差が30%を超える

子どもの場合（中等症持続型）

・せきやぜん鳴が1週間に1回以上あるが、毎日ではない

・ときに中・大発作が起こり、日常生活が障害される

毎日症状がある

重症持続型

症状

●症状が毎日あり、日常生活が制限される（症状が毎日あり、日常生活に支障を来す）

●夜間の症状はしばしば毎日

検査結果

●ピークフロー値は自己最良値の60%未満で、朝と夜の差が30%を超える

子どもの場合（重症持続型）

・せきやぜん鳴が毎日続く

・中・大発作が1週間に1〜2回あり、日常生活や睡眠が障害される

子どもの場合はさらに「最重症持続型」もある

・重症持続型の治療をおこなっていても、症状が続く

・夜間の発作で救急外来を受診することが多く、入退院をくり返す

まぎらわしい病気①

肺や気道の病気は似た症状が起こる

せきや息苦しさを起こす病気は、ぜんそく以外にもたくさんあります。それらの多くは呼吸器の病気で、ぜんそくと合併することも多いので、特徴を知っておきましょう。

身近な症状だけにむずかしい

せきが続き息苦しさがあると、ぜんそくだと判断しがちです。しかし、ほかの病気と間違えると治療法が違い、ときには症状が悪化してしまうこともあります。

正しい診断をするためには、必要に応じて、心電図や胸部の画像検査、胃や気道の内視鏡検査などを併用して、ほかの病気を除外していきます。

せきが続く

せきの多くは感染症によるもので、一時的なものです。どのくらいせきが続くと心配になるかには個人差がありますが、医学的に「慢性の病気によるせき」と判断するのは、せきが８週間以上続く場合です。その場合は「慢性咳嗽（がいそう）」と考え、検査で原因を調べます。

8週間以内に治まる

ほとんどは感染症によるせき

かぜのせきのほとんどは３週間以内に治まります。これが「急性咳嗽」(咳嗽とはせきのこと)。感染症が治まったあともせきだけが続く場合は「感染後咳嗽」とよばれますが、これも８週間程度で治まります。

8週間以上続く

後鼻漏（こうびろう）

鼻水は、鼻の穴から排出されるほか、のどにも流れ落ちます。通常なら無意識のうちに飲み込んでしまいますが、アレルギー性鼻炎や副鼻腔炎（41ページ参照）などがあると、鼻水の量が増えたり、ドロドロした状態になったりしてのどを刺激し、せきを誘発します。この状態が「後鼻漏」です。

胃食道逆流症

胃の中のものが逆流してさまざまな症状を起こす病気の総称で、「逆流性食道炎」も含まれます。炎症が起こるのは食道ですが、この病気が刺激となってせきを誘発することもあります。せきをするときにおなかに力が入るために胃の中のものが逆流しやすく、さらにせきを招く……という悪循環に陥ります。

せきぜんそくは
38ページ参照

息苦しくてせきが出る

せきは主に気道の症状ですが、息苦しさを伴う場合は、肺の病気が疑われます。

肺水腫(はいすいしゅ)

心臓の働きが低下して血液を送り出す力が弱くなったために、心臓周辺の血流が滞り、血液から漏れ出した水分が肺にたまってしまう状態です。

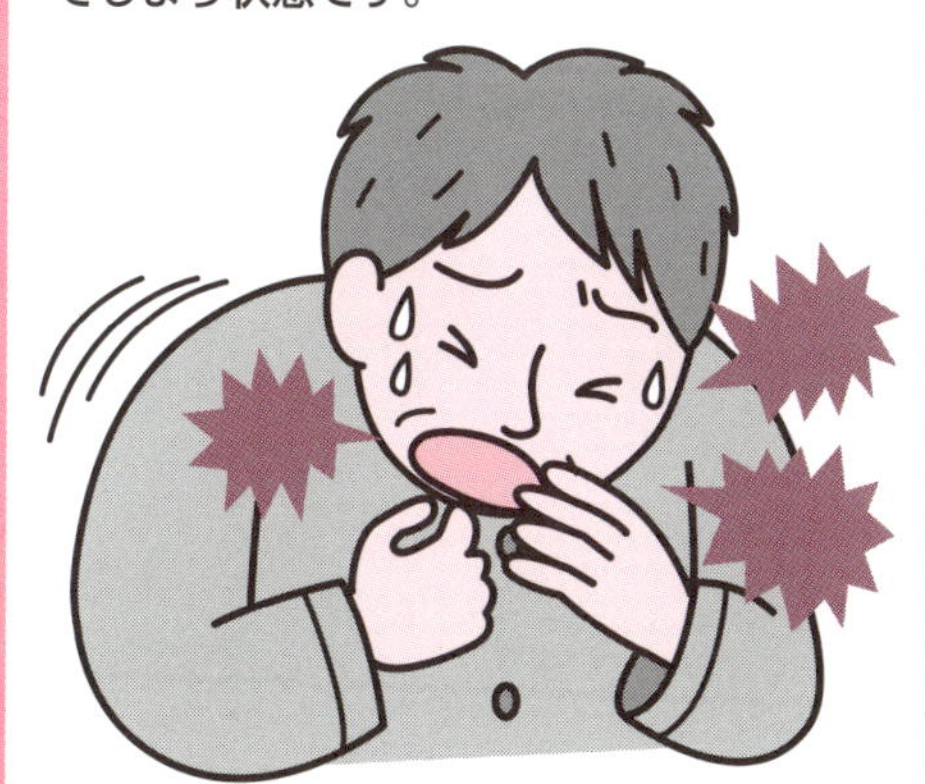

呼吸がうまくできなくなって、息苦しさやぜん鳴が起こる

COPD(慢性閉塞(へいそく)性肺疾患)

気道に慢性の炎症が起こる「慢性気管支炎」や、酸素と二酸化炭素を交換する肺胞という部位が壊れる「肺気腫(はいきしゅ)」などの病気の総称です。たばこの煙や粉じん、有害物質を吸いつづけることで発症する病気で、喫煙は最大の危険因子です。

ぜんそくと似た症状が起こるだけでなく、合併もしやすい病気です。

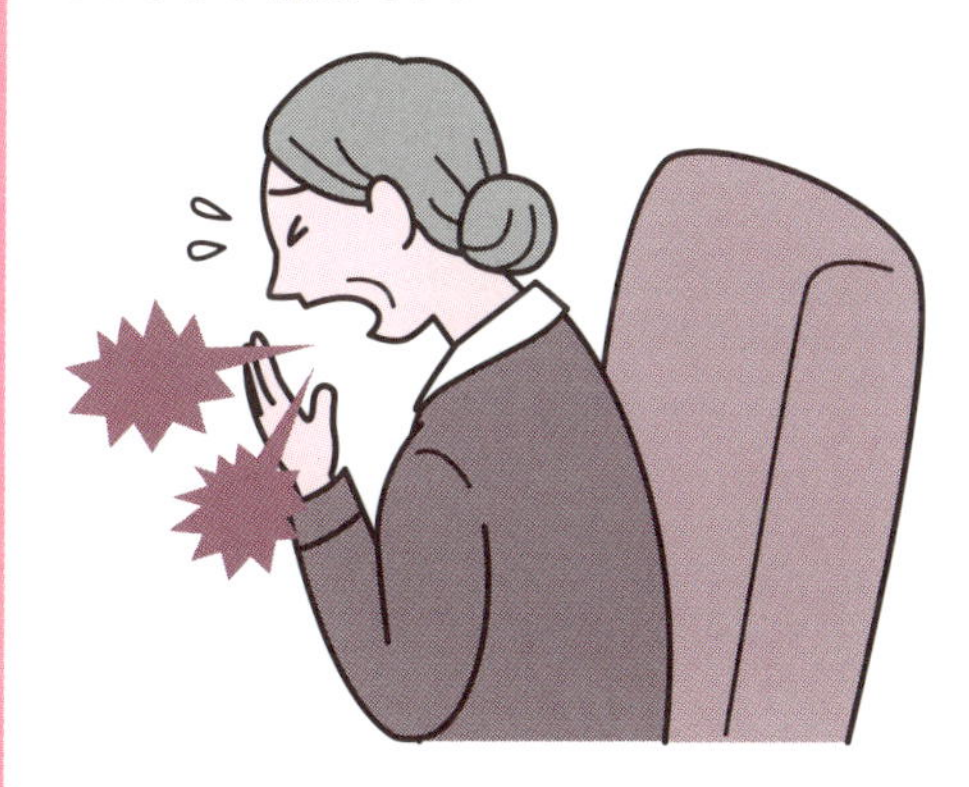

▼体を動かすとつらい

COPDは安静にしていると息切れはなく、動いたあとに息切れが出る。ぜんそくは、動かなくても発作的に苦しくなる

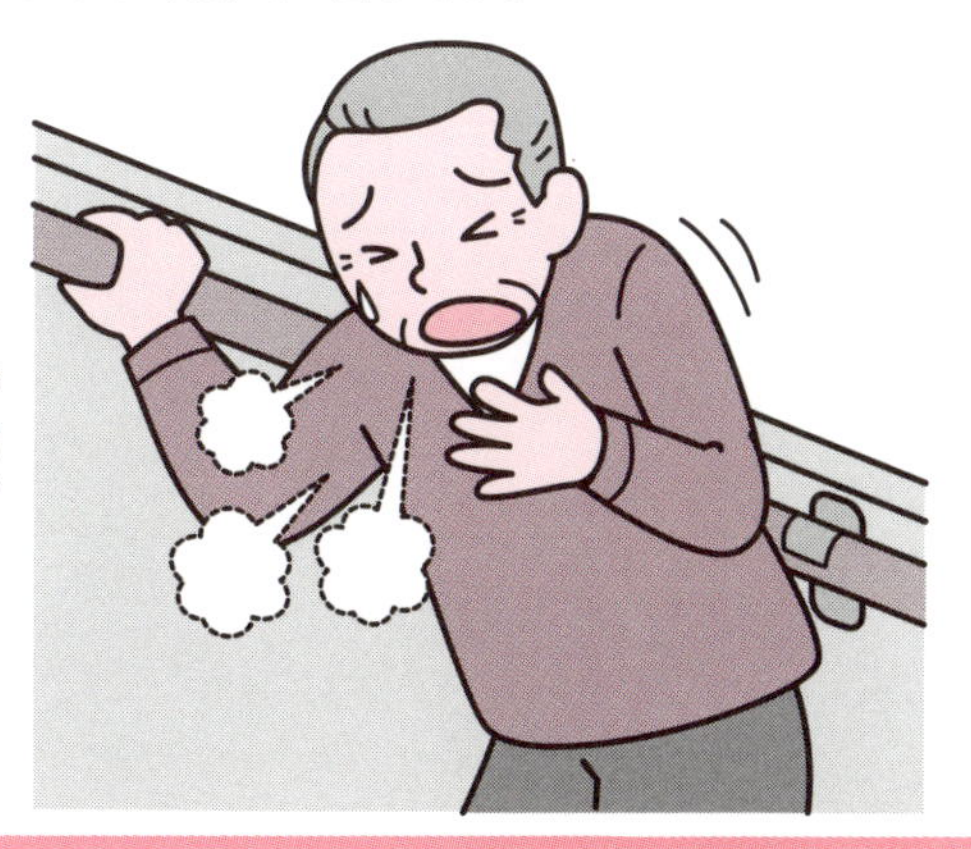

◀改善させるのはむずかしい

COPDを治すのはむずかしく、治療では、悪化を防ぎ、生活の質を上げることを目指す

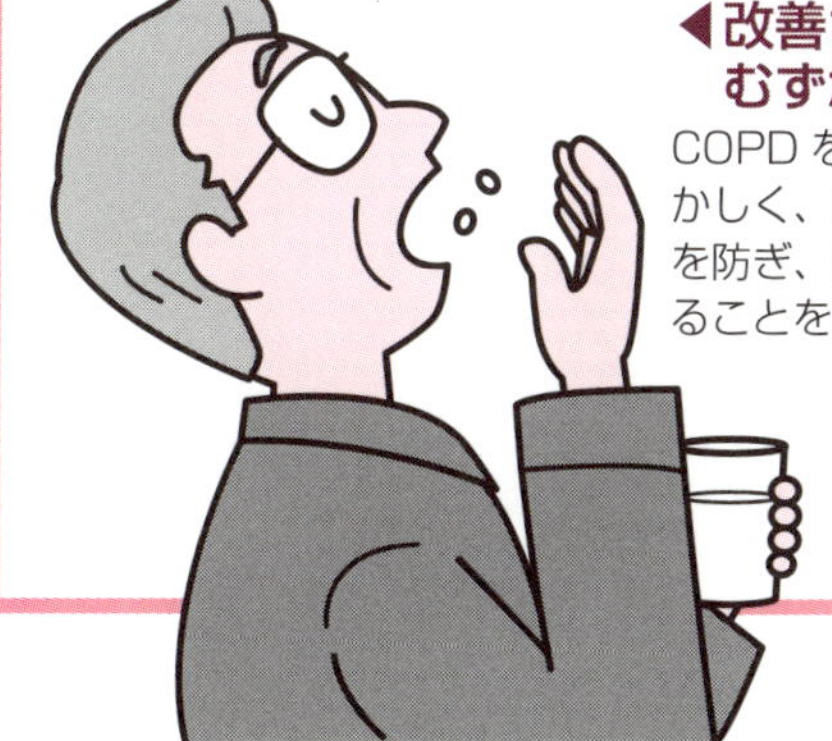

まぎらわしい病気②

「かぜ」と混同しやすい「せきぜんそく」

せきぜんそくとは、せきがずっと続く状態。ぜんそくの一種で、治療をせずに放っておくと、三〇％ほどが本格的なぜんそくに移行するといわれています。

夜間のせきの特徴から病気を推測する

せきだけで病気を判別することはできませんが、病気によってある程度、特徴の出る「夜間のせき」をみてみましょう。

せきが出て寝つけない

せきがしょっちゅう出るため、夜、布団に入ってもなかなか寝つけません。

→かぜなどの感染症の可能性

せきで目が覚める

せきのないときは落ち着いているので、寝入りに問題はありません。しかし、夜中から明け方に突然せきが出て、そのために目が覚めてしまいます。

→ぜんそく、またはせきぜんそくの可能性

明け方に、痰を伴うせきが出る

寝ている間に、炎症による分泌物（痰）がのどにたまってくるため、明け方に痰が刺激となって、湿ったせきが出ます。

→ COPD の可能性

目が覚めて、それからせきが出る

睡眠中は鼻水がのどにたまりやすいため、それが刺激となってせきが出やすくなります。

→アレルギー性鼻炎の可能性

（アレルギー性鼻炎では、朝に症状がひどくなりやすいという特徴もある）

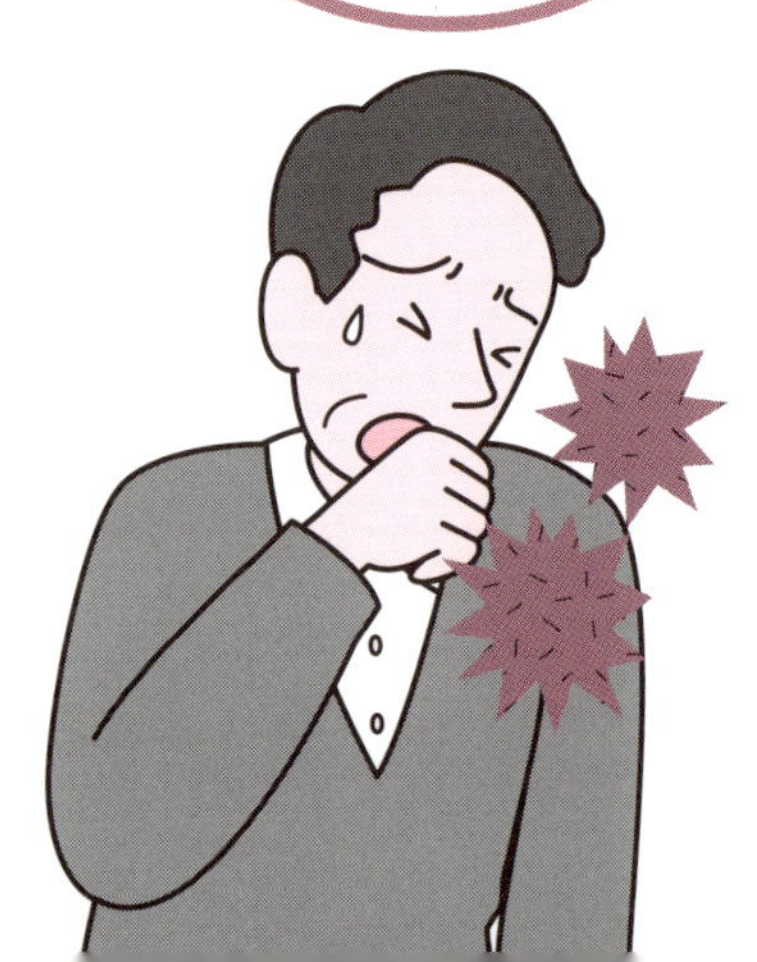

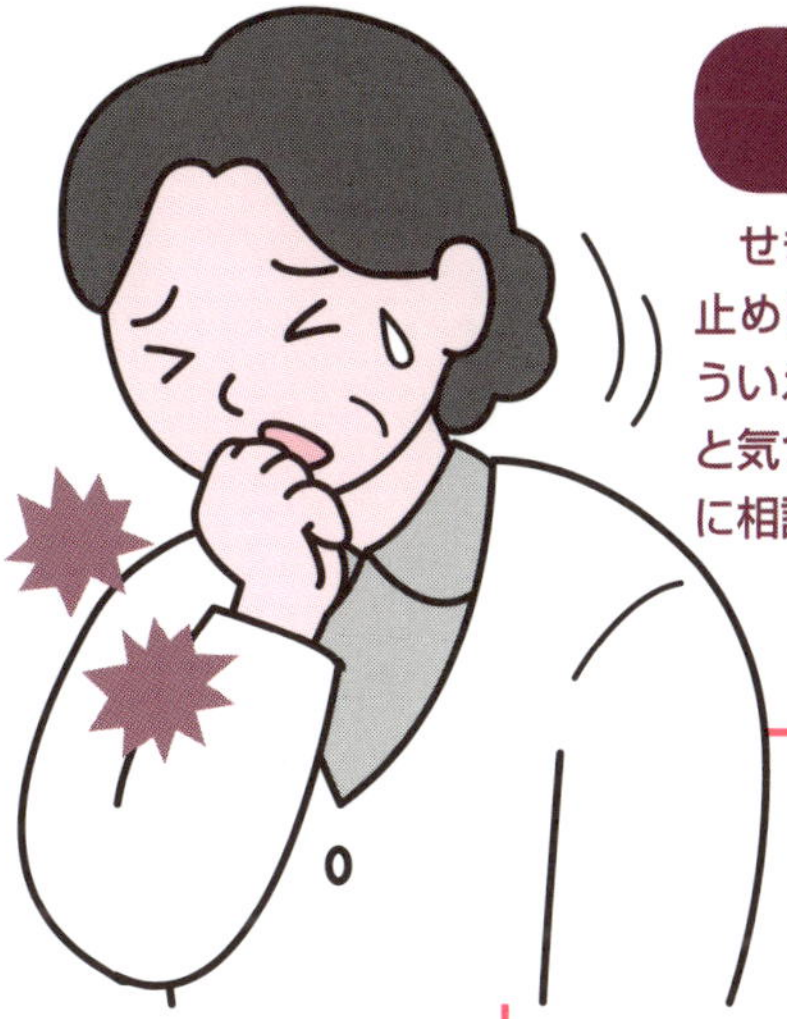

せきぜんそくの多くは治まる

せきぜんそくには市販のせき止めは効果がありません。「そういえばもう２ヵ月以上……」と気づいたら、呼吸器の専門医に相談しましょう。

約3割がぜんそくに移行する

せきぜんそくを治療せずに放置したり、かぜを何度もひいてせきぜんそくをくり返すと、しだいにぜん鳴や呼吸困難を伴う「ぜんそく」に移行します。せきぜんそくをしっかり治療し、治療後は体調管理に気を配ることが重要です。

症状はぜんそくに似ている

似ている症状

- 乾いたせきが出て、せき込む
- 夜間もせきが出て目が覚める
- かぜのあとに発症することが多い

異なる症状

- ゼイゼイ、ヒューヒューというぜん鳴はない
- 痰はあまり出ない

放っておくと

治療はぜんそくと同じ

かぜの治療で使う抗菌薬やせき止めでは効果がありません。ぜんそくと同じ吸入ステロイド薬と、気管支拡張薬を使うと、1〜2ヵ月で治まります。

治療をしないと

せきだけがずっと続く

せきぜんそくの主な症状は「空ぜき」です。長時間話しつづけたり、寒暖差にさらされたりすると、声がかすれたり乾いたせきが出やすくなり、睡眠中にもせきが出て目が覚めてしまう……こんな状態が八週間以上続く場合は、せきぜんそくの可能性があります。

かぜの場合も多い？

最近はせきぜんそくという名前が知られるようになり、患者さんが増えてきています。

しかし、なかにはかぜのあとに残ったせきを、せきぜんそくと診断されて治療を受けていることがあります。

このような場合は、せきぜんそくの治療をおこなううちに自然にせきが治まるため、「治療が効いた、やはりせきぜんそくだった」という誤解から抜け出せなくなってしまいます。

合併しやすい病気

鼻の病気がある人が多い

ぜんそくと合併しやすい病気は、ぜんそくの症状を悪化させる要因にもなります。それぞれの特徴を知り、しっかり治療することが欠かせません。

鼻から肺はつながっている

上気道と下気道は、一本の空気の通り道。ぜんそくの人は、鼻にも、肺にも目を向けてケアする必要があります。

肺では

COPDの合併が多い

COPDは、長年たばこを吸いつづけた人に起こりやすく、ぜんそくでは、特に高齢者でCOPDを合併しているケースが多くみられます。
COPDがあると、症状が悪化しやすいうえに、ぜんそくの治療もむずかしくなるという問題があります。

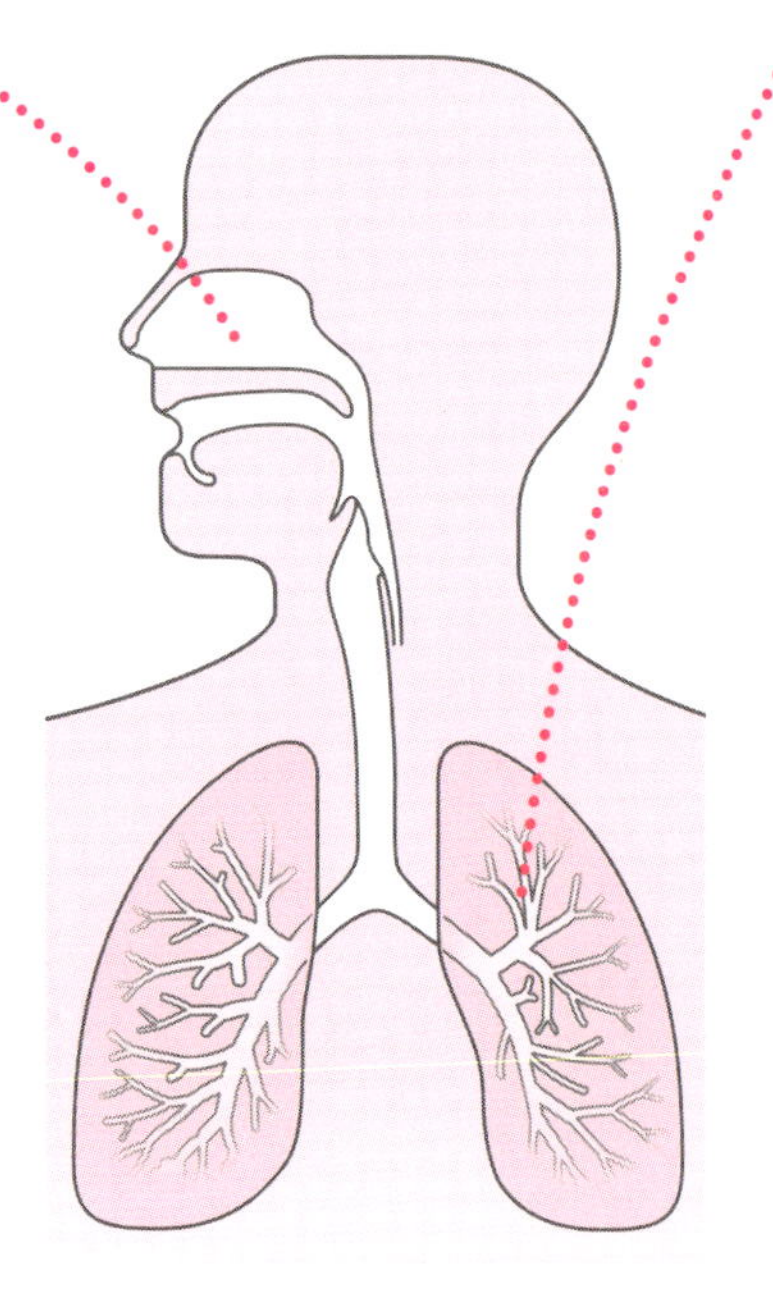

ぜんそくのある人は禁煙しよう

COPDの最大の危険因子はたばこ。たばこはぜんそく自体も悪化させるので、ぜんそくのある患者さんは、ぜひ、禁煙しましょう。

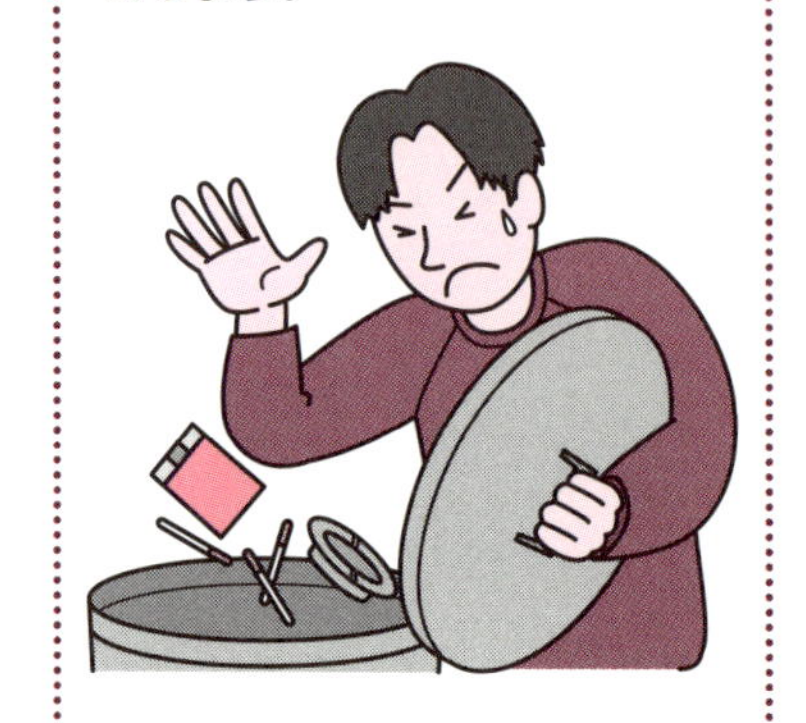

肺にダメージが及びやすい

ぜんそくではもともと気道に炎症があるため、かぜをひくと悪化しやすく、気管支炎や肺炎に進む可能性が高くなります。かぜは発作の引き金になるだけでなく、悪化しやすいという点でも、ぜんそくの人は注意が必要です。

慢性副鼻腔炎もよくみられる

鼻の奥から頰、両目の間、額の下の「副鼻腔」というスペースに炎症が起こり鼻汁がたまる病気で、「蓄膿症（ちくのうしょう）」ともよばれます。

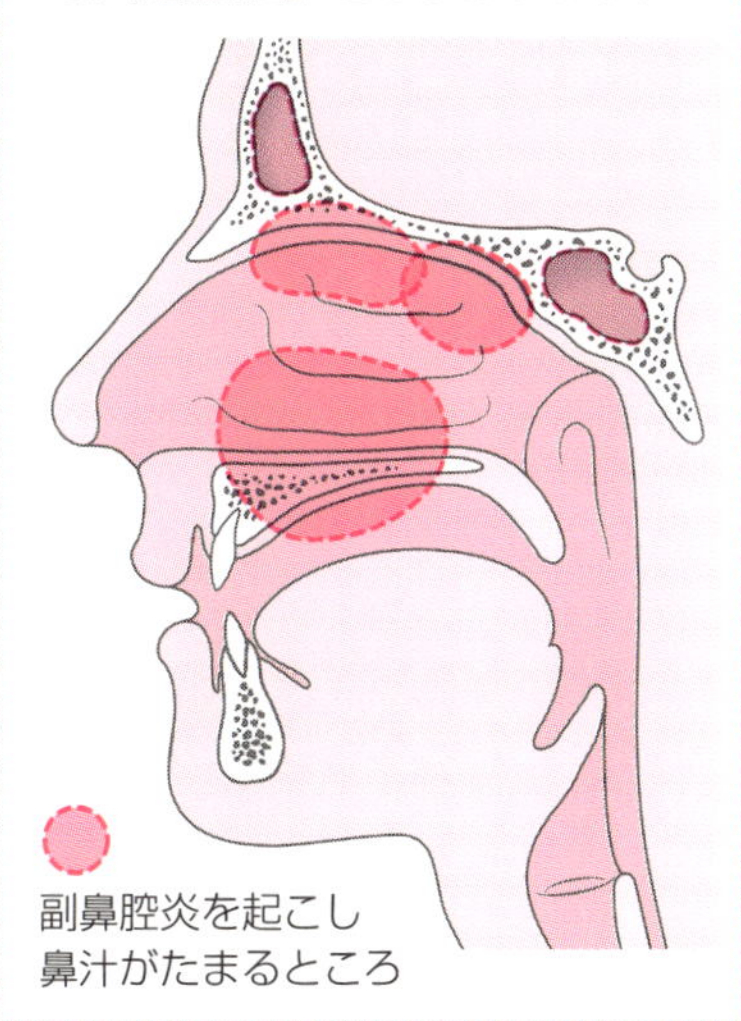

副鼻腔炎を起こし鼻汁がたまるところ

鼻では

アレルギー性鼻炎の合併が多い

ぜんそくの患者さんの6～8割にアレルギー性鼻炎があります。どちらの病気もアレルギーによる炎症なので、互いに影響しあっている可能性があります。

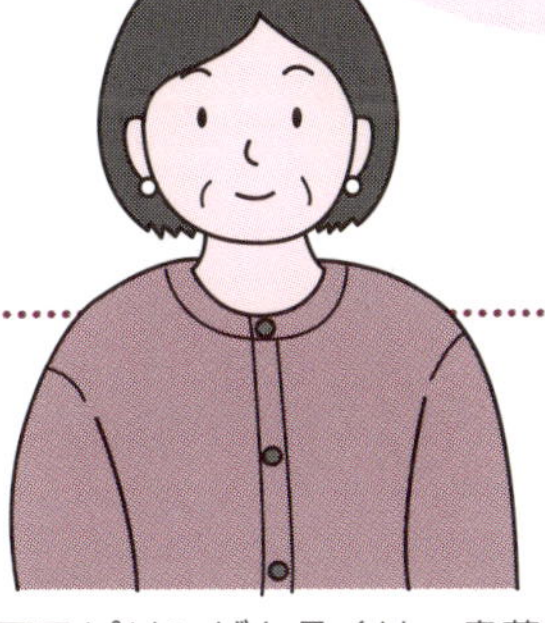

アスピリンぜんそくは、鼻茸を伴いやすい、中高年の女性に多いという特徴がある。その理由はまだわかっていない

鼻茸（はなたけ）がある人が多い

鼻の粘膜に炎症が続いていると、鼻の中をふさぐほどに大きく腫れることがあります。これが鼻茸で、特にアスピリンぜんそくでよくみられます。

鼻と気管は影響しあっている

ぜんそくは気道に炎症が起こる病気ですが、鼻やのど、気管、さらにはその奥の肺までは、一本の通り道です。そのため、空気の通り道にそって炎症性の病気を伴う可能性が高いのです。

両方の治療をしっかりおこなう

鼻の病気がある場合、ぜんそくの治療をしっかりおこなうのはもちろんですが、アレルギー性鼻炎や慢性副鼻腔炎がのどを刺激して、せきを誘発することがあるため、ぜんそくと鼻の病気の両方を治療することが必要です。

ＣＯＰＤを合併している場合は、年齢やＣＯＰＤの重症度によってステロイド薬の単独使用を避けるなど、薬物療法のむずかしさがあります。

医師とよく話し合いながら、薬と日常生活のケア、両方から治療に取り組みましょう。

COLUMN

主治医との信頼関係を築くとは?

信頼関係が治療態度に影響する

ぜんそくの治療では、しばしば「医師と患者さんのパートナーシップが大切だ」といわれます。パートナーシップとは信頼関係のこと。患者さんもぜんそく自体の知識をもち、薬の作用を知ることが欠かせません。

ところが、そのような情報を医師が伝えていても、患者さんとの間によい関係が築かれていないと、医師の指示を守らないケースが多いといわれています。

患者さんの心構えも大事

薬を正しく使っていないときは、医師の指示を守れない理由を自分でも考え、疑問点や不安なことは率直に医師に伝えましょう。不安で心が揺らいでいると薬を使うのをためらうものですが、納得すれば、前向きに行動できます。

信頼関係は医師と患者さん、両方の努力で築くものです。

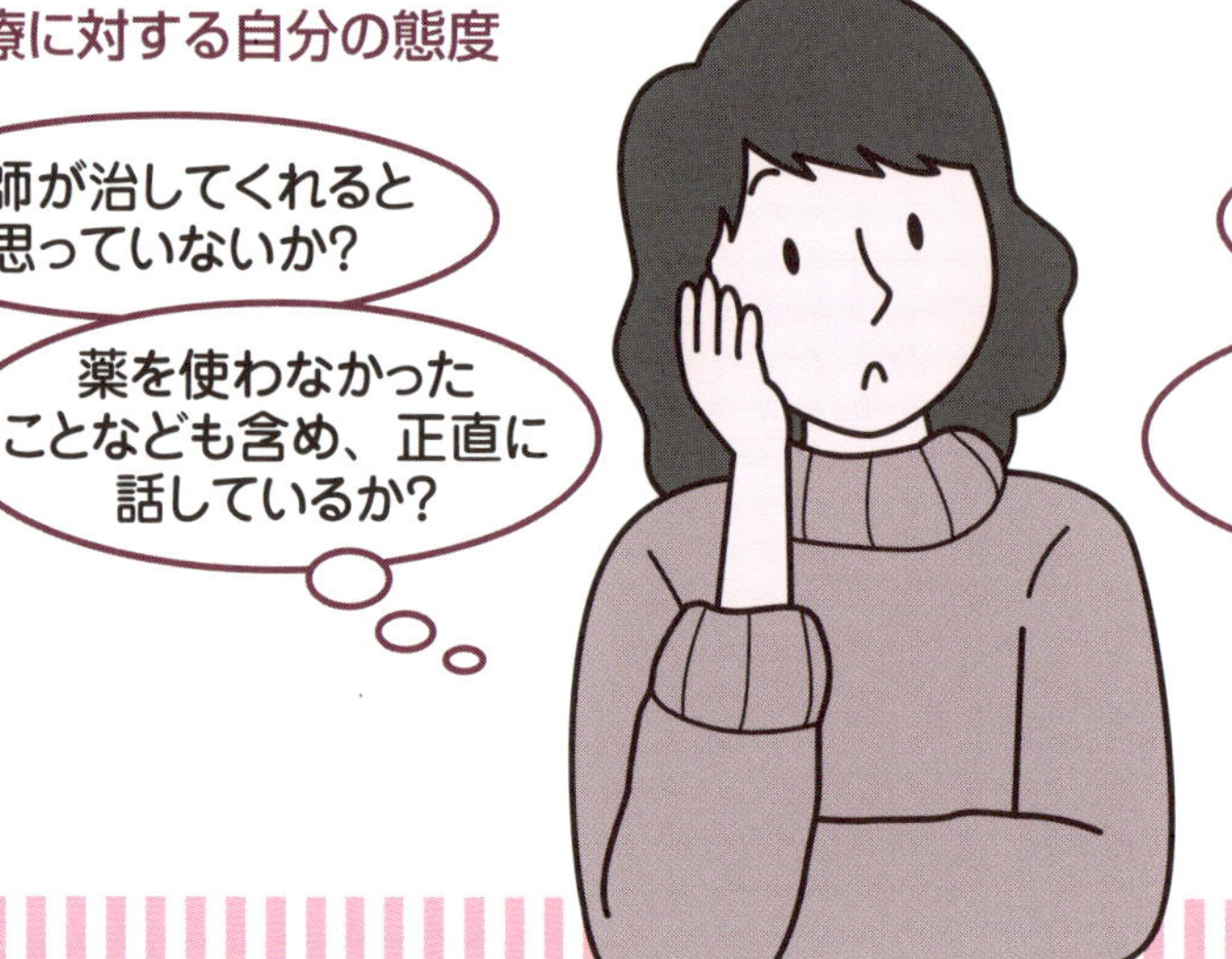
▼治療に対する自分の態度
医師が治してくれると思っていないか?
薬を使わなかったことなども含め、正直に話しているか?
▼病気への疑問や不安
医師の話で気になることはないか?
発作が起きたとき、すぐに行ける距離にある病院か?

3

治療は油断せずに続けていく

長い道のりを、地図もなく先の見通しもないまま
歩きつづけるのはつらいもの。
治療も同じです。ぜんそくではどのような治療がおこなわれるのか、
なにを目指すのか、全体の見通しをもっておきましょう。

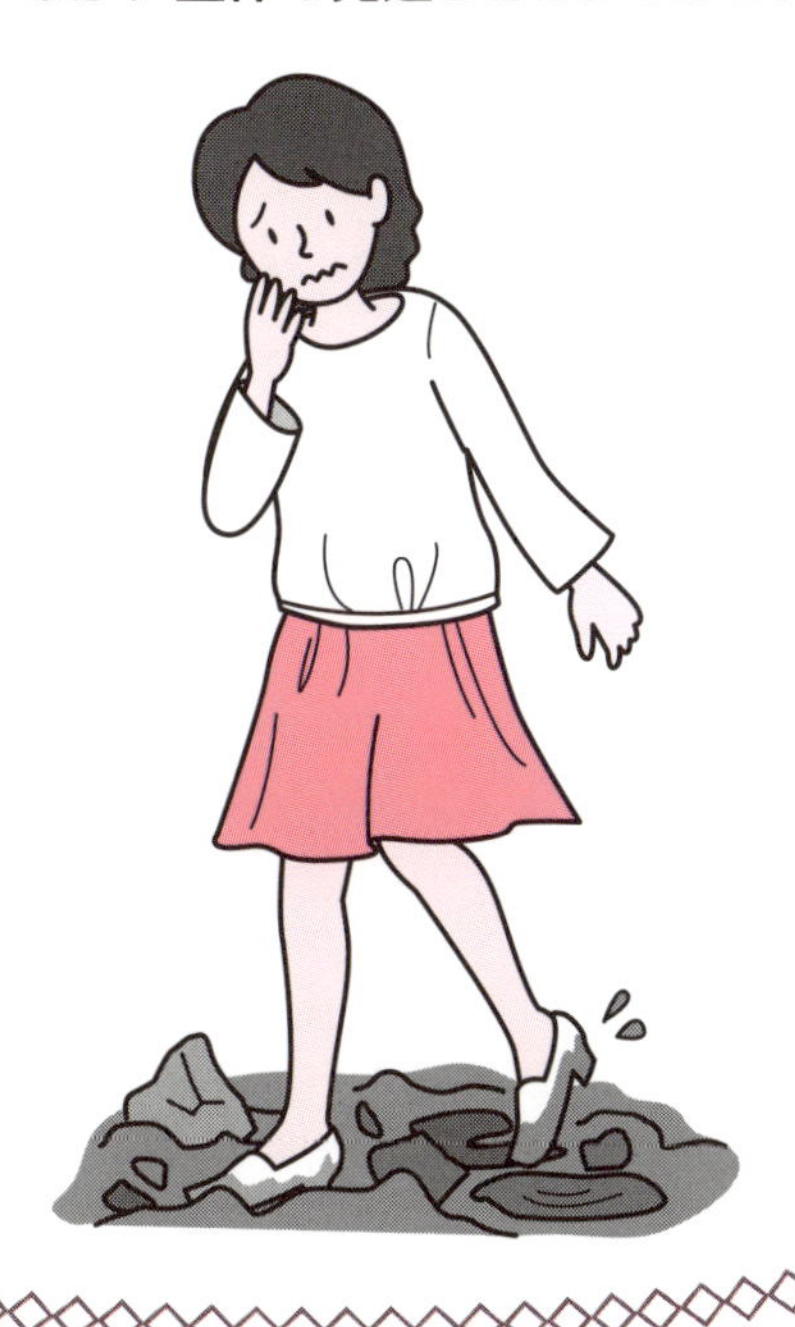

治療は二本柱

薬物療法と生活改善の両方が大事

薬による治療と日常生活での自己管理の、両方ができるようになってはじめて、ぜんそくの治療は軌道に乗ってきます。薬と生活上の自己管理、どちらも大切な治療なのです。

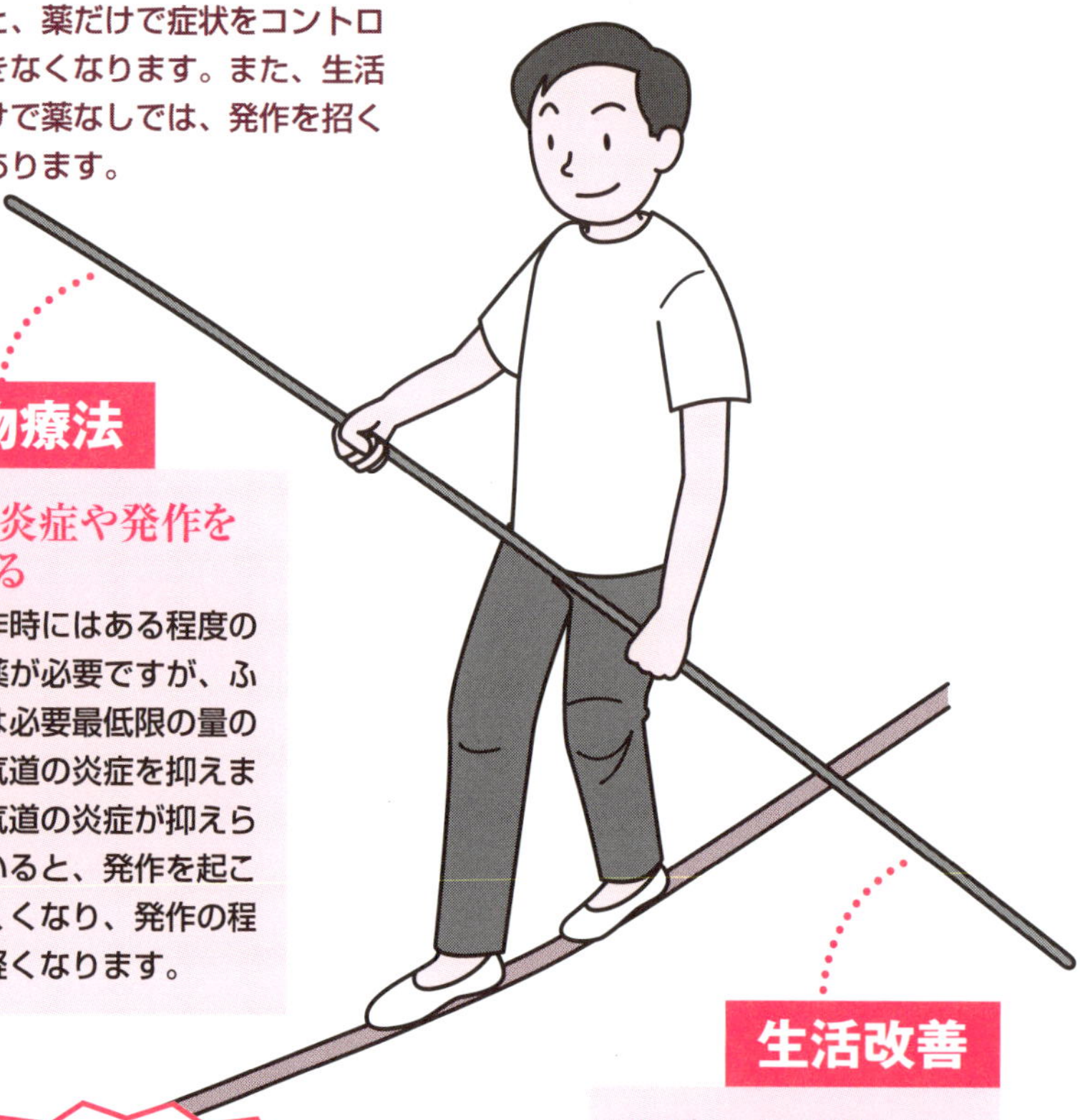

どちらか一方だけだとバランスが崩れる

体調におかまいなしで無理を重ねていると、薬だけで症状をコントロールできなくなります。また、生活改善だけで薬なしでは、発作を招く危険があります。

薬物療法

薬で炎症や発作を抑える

発作時にはある程度の量の薬が必要ですが、ふだんは必要最低限の量の薬で気道の炎症を抑えます。気道の炎症が抑えられていると、発作を起こしにくくなり、発作の程度も軽くなります。

生活改善

生活の中で体への負担を減らす

ぜんそくの発作の誘因は生活の中に潜んでいます。また、体力の低下やストレスなどの全身状態の影響も強く受けます。日常生活に気を配ることは、ぜんそくのケアにつながるのです。

薬と生活上のケアにバランスよく取り組めると、治療がスムーズに

自分が健康でいられるのは、この２つのバランスがとれているからだと自覚しよう

医師とのコミュニケーションも欠かせない

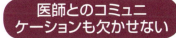

ぜんそくと長く付き合うということは、医師との付き合いも長くなるということ。医師との関係がよいと、治療に前向きに取り組めるようになり、よい循環が生まれます。

どうしました？

ちょっと困っているんです

いつものケアでは日常生活に困難なことが出てきたら、医師に相談を

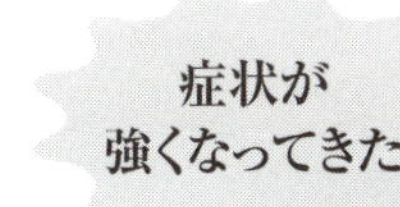
症状が強くなってきた

日常生活に支障が出ることがある

薬についてよくわからないことがある

疑問や不安をそのままにしない

困った症状や疑問が出たときは、医師に相談を。患者さんの情報は治療の大切なヒントです。医師とのコミュニケーションがよいと治療が軌道に乗りやすく、治療が軌道に乗ると信頼関係を築きやすくなります。

生活上の注意もおろそかになりやすい

発作のない状態が続くと、通院を中断する人がいます。治ったと思い込んで、薬も、日常生活の注意もやめてしまうのです。すると、気道の炎症が悪化するうえに、環境的にも発作の起こりやすい状況に陥りやすく、ほとんどの場合、再び悪化することになります。

突然大きな発作が起これば、命にかかわる危険もあります。

病気や薬について知ることも治療の一環

薬にはどのような作用があるのか、生活上の注意がなぜ必要なのか……ぜんそくは長く付き合う病気なので、病気や薬について知識をもっておくと、納得して治療に取り組めるようになります。

本などを読むほか、自分の治療については、医師と相談して疑問を解消しておきましょう。

治療方針

重症度に合わせて、治療のしかたを決める

ぜんそくの治療では、使う薬の種類は決まっており、重症度に合わせて薬の組み合わせや量を調整します。重症度の判定には自覚症状も加味するため、正確に、正直に医師に伝えましょう。

診察では具体的に伝える

患者さんのなかには、薬を減らしたいと思って症状を軽く伝える人もいます。診察では、発作の程度や症状、そのときの状況などをくわしく伝えましょう。

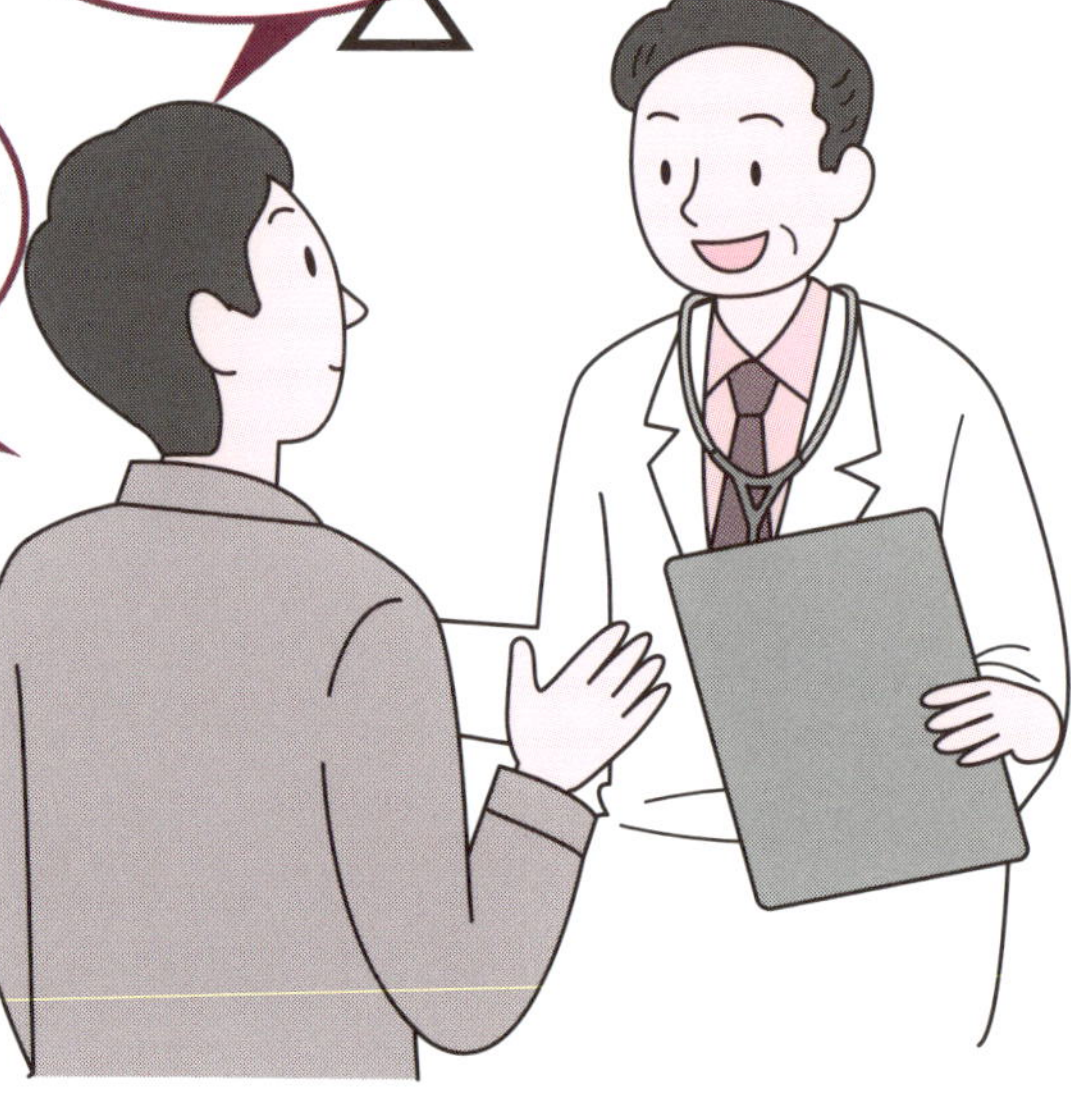
調子はいかがですか?
大丈夫です
日中は調子がいいのですが、夜にせきが出るときがあって寝不足になる日があります

自分の感覚だけでなく、発作の持続時間やピークフローメーターの記録などもあると、医師に伝わりやすい

注意「大丈夫」という患者さんは多いのですが、まったく問題ない状態からギリギリがまんできるレベルまで含むため、わかりづらい表現です。

少ない薬で最大の効果を目指す

ぜんそくでは複数の薬を組み合わせて使うことが多く、見た目に薬の量が多くなりがちです。いずれも必要な薬とはいえ、「薬が多すぎる」と感じると、治療に取り組む気持ちがそがれてしまうため、治療では、症状をみながら、薬の量や種類を調整していきます。

治療では、本人の重症度（34ページ参照）から、使う薬の種類や量を調整します。どんな薬をどのくらい使うかは、ガイドラインによる基準があり、1～4のステップが決められています。

基本的には、ステップが進むほど薬の種類が多くなり、量も増えていきます。

症状が重いほど、治療ステップが進む

治療のステップは、いちばん軽い１から重症治療の４まで、４段階に分かれています。どの段階の治療をおこなうかは検査値と自覚症状で判断します。患者さんは症状を軽く伝える傾向があるので、正確に伝えるよう気をつけてください。

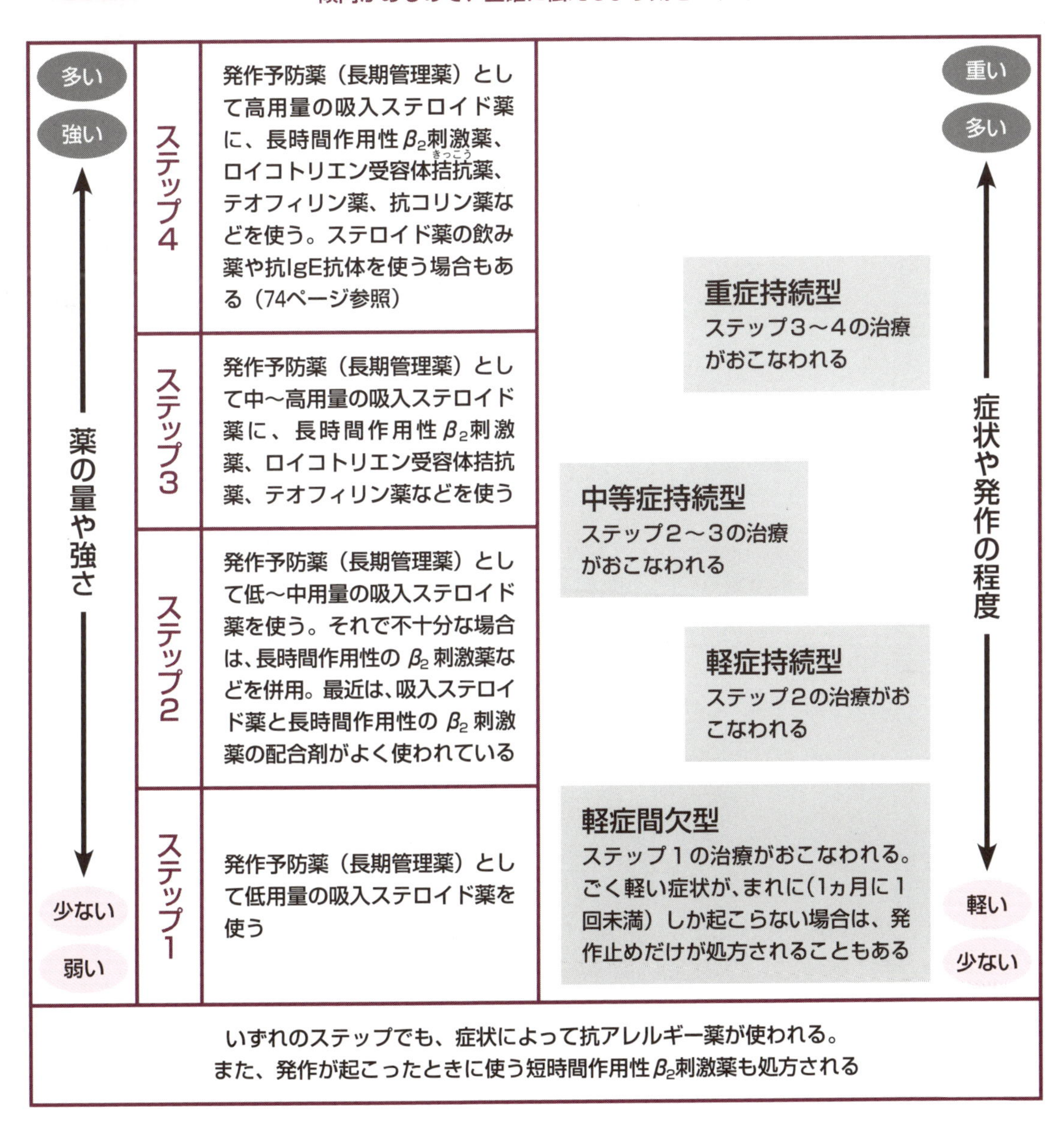

多い
強い
薬の量や強さ
少ない
弱い
ステップ4
発作予防薬（長期管理薬）として高用量の吸入ステロイド薬に、長時間作用性β_2刺激薬、ロイコトリエン受容体拮抗薬、テオフィリン薬、抗コリン薬などを使う。ステロイド薬の飲み薬や抗IgE抗体を使う場合もある（74ページ参照）
ステップ3
発作予防薬（長期管理薬）として中〜高用量の吸入ステロイド薬に、長時間作用性β_2刺激薬、ロイコトリエン受容体拮抗薬、テオフィリン薬などを使う
ステップ2
発作予防薬（長期管理薬）として低〜中用量の吸入ステロイド薬を使う。それで不十分な場合は、長時間作用性のβ_2刺激薬などを併用。最近は、吸入ステロイド薬と長時間作用性のβ_2刺激薬の配合剤がよく使われている
ステップ1
発作予防薬（長期管理薬）として低用量の吸入ステロイド薬を使う
重症持続型
ステップ３〜４の治療がおこなわれる
中等症持続型
ステップ２〜３の治療がおこなわれる
軽症持続型
ステップ２の治療がおこなわれる
軽症間欠型
ステップ１の治療がおこなわれる。ごく軽い症状が、まれに（1ヵ月に１回未満）しか起こらない場合は、発作止めだけが処方されることもある
重い
多い
症状や発作の程度
軽い
少ない
いずれのステップでも、症状によって抗アレルギー薬が使われる。
また、発作が起こったときに使う短時間作用性β_2刺激薬も処方される

通院の目安

定期的に通院して治療方針を見直す

治療を始めたあとも、ぜんそくのコントロールをするために、薬の量や使用回数を見直していきます。調子がよいときも、診察を忘れずに受けましょう。

薬の効果をみて使い方を調整する

治療を開始したときや、薬を変更した際には、1ヵ月をめどに効果をチェックします。

	コントロール良好（すべての項目が該当）	コントロール不十分(いずれか1つでも該当)	コントロール不良
日中・夜間のぜんそくの症状	なし	週1回以上	コントロール不十分の項目が3つ以上当てはまる
発作止めの薬の使用	なし	週1回以上	
運動などの活動制限	なし	あり	
呼吸機能（1秒量やピークフロー値）	予測値、または自己最良値の80%以上	予測値、または自己最良値の80%未満	
ピークフロー値の日内・週内変動	20%未満	20%以上	
症状の悪化（予定外・救急の受診や入院）	なし	年に1回以上	月に1回以上※

※この項目が当てはまれば、ほかの項目が該当しなくてもコントロール不良になる

ステップダウンを検討

症状がなく、よい状態が3〜6ヵ月続いているときは、薬の量や使用回数を減らす「ステップダウン」を検討する

ステップアップを検討

薬の量や使用回数が不十分でぜんそくの症状をコントロールしきれていないため、それらを増やす「ステップアップ」が必要になる

通院の頻度もコントロール

症状の悪い時期はこまめに受診しますが、症状がよくなれば受診の間隔をあけることができます。

こまめに受診

治療法が変わったときは、受診の頻度が多くなります。症状が変わったときは次の診察まで待たずに、早めに医師に連絡します。

症状が変化したとき
症状が重くなったときは、薬が十分でないか、正しく使えていない可能性がある

治療を変えた
ステップアップ・ステップダウンしたときは、症状が悪化しないかどうかこまめにチェック。ステップダウンのときは、一時的に受診回数が増えることも

悪化要因がある
悪化しやすい季節がわかっているときだけでなく、仕事や試験などで忙しくなる、ストレスがかかるといった状況が前もってわかっているとき

調子がよい
炎症が抑えられて発作がない状態をキープできているとき。「よい状態」も大切な情報

頻度が減った
よい状態が続くようになると、診察の回数が１～２ヵ月に１回になることも

忘れずに受診

診察の間隔があいているとき、調子がよいときは、診察をうっかり忘れがちです。調子のよいときほど、治療を中断する危険性が高いのです。

調子のよいときも忘れずに

ぜんそくの治療では、一度決めた薬の使い方がずっと続くわけではありません。症状に合わせて調整し、健康に過ごすことが、コントロールするということです。

診察の際には、近況を正確に伝え、次の診察の予約をとるのが一般的です。

調子がよくても診察をキャンセルせず、「体調がよい」ことを医師に伝えに行きましょう。

予約前に受診することもためらわないで

発作の程度が重くなったり、発作止めの薬を使いきりそうな場合は予約した日時より前でも受診します。

また、季節の変わり目など、体調が悪化しやすいことがわかっているときや、旅行など気になることがある場合は、診察の予約を早めるよう相談するなど、医師任せにしないことも大切です。

目標① 発作を起こさずに生活を楽しむことを目指す

いつ発作が起こるだろう、発作が起こったらどうしよう、という不安な気持ちは生活のいろどりを失わせ、治療にも前向きに取り組みにくくなります。

コントロール不良は不安のもとに

ぜんそくの治療を徹底していないと、発作への不安が強くなって、必要以上に生活を制限したり病気を隠したりしがちです。

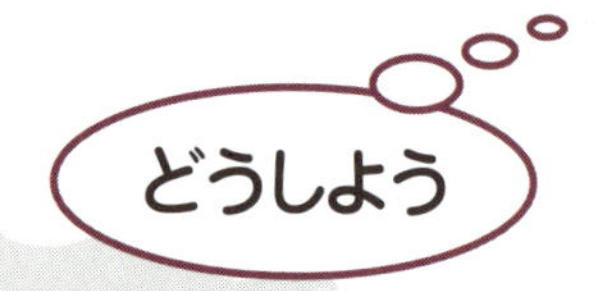
どうしよう

発作への不安感

発作が起こったらどうしようという不安がいつも心の中にあります。

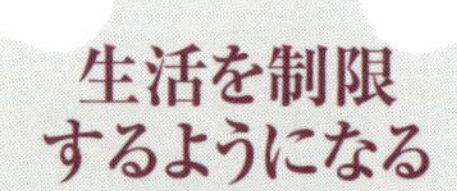

生活を制限するようになる

運動など、発作を招きやすい活動を制限したり、すぐに受診できないと困るからと旅行に行かなくなったりなど、生活を過剰に制限するようになります。

周囲に隠すようになる

自分自身に治療をしていない引け目や発作への不安があると、周囲に迷惑をかけるかもしれないという新たな不安のタネを生みます。すると、周囲の人に敬遠されるのを恐れて、ぜんそくがあることを伝えられません。

治療のこともいえなくなる

人目を気にして薬を使えなかったり、通院が必要なことを周囲にいえず、治療がますますおろそかに。

きちんと治療していない不安感

決められた量や回数を守って薬を使わないと、うしろめたさや体調に自信をもてない感覚が心に滞ります。

治療に「取り組まない」から「取り組めない」になり、ますます発作への不安が強まるという悪循環に陥る

楽しむために必要なことを考える

治療は長く続きます。「よくしたい」という思いだけでなく、具体的な目標があると、より前向きに治療に取り組めます。

どうすればいい？

欠席・欠勤を減らしたい、
発作の苦しさをなくしたい、旅行に
行きたい……目標はなんでもかまいません。
そのために必要なことを
考えましょう。

しっかり治療しよう

症状をコントロールするには、
治療が欠かせません。
ぜんそくについて必要なことを
知ろうとする意欲や、治療に
取り組む前向きな気持ちが
出てきます。

症状がなくなる

毎日の治療をしっかりおこなえば、
発作の危険は低くなり、
もし起こったとしても
軽くすむようになります。

「できる」が広がる

発作が不安であきらめていたことに
チャレンジできるようになると、
治療を含めた生活全体に「やりがい」
を感じられるように。

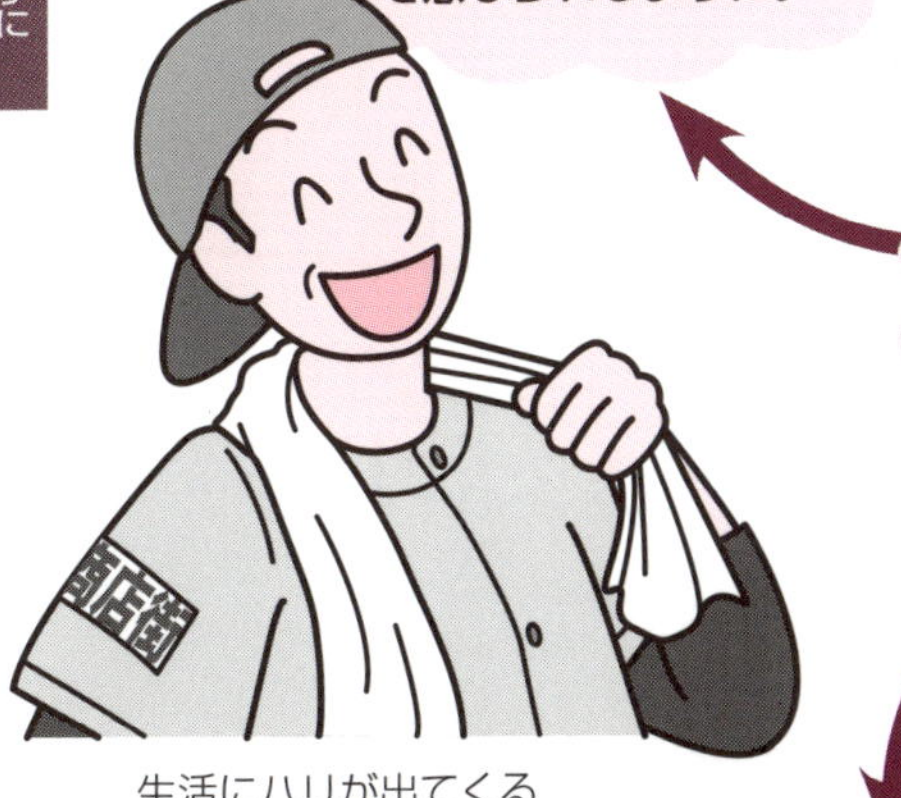

商店街

生活にハリが出てくる

周囲にいいやすくなる

発作の危険が低くなったことに加え、
自分の努力で症状をコントロールできている
という手ごたえがあると、ぜんそくが
あることを周囲に伝える際の気持ちの
ハードルが少し低くなります。

前向きな気持ちがよいサイクルを生む

治療は、ぜんそくを治すためだけでなく、症状をなくして、いろいろなことに挑戦できるようにするためと考えましょう。

挑戦するのはなんでもかまいません。目標を決め、そのためにどうすればよいか考えると、おのずと治療に前向きに取り組めるようになるものです。

目標②

治すのではなく、コントロールしていく

ぜんそくの治療は、根本的に治すというよりは、気道の炎症を抑えて症状をコントロールし、発作を起こさないようにすることを目指します。

セルフケアの意味は

「治さなければ」と思うのではなく、自分自身がよりすこやかに、快適に生活するためにケアすると考えると、おっくうさや強制されている感じが和らぎます。

健康や快適さに必要と考える
誰でも、きれいな部屋のほうが気持ちがよいし、病気や疲労感のない元気な状態のほうが快適です。自分がよりよく過ごすために必要なことだと思えば、取り組みやすくなります。

そうじ
ハウスダストなどのアレルゲンを取りのぞく

かぜ予防
上気道感染症、いわゆるかぜは、ぜんそく発作の引き金に

薬を正しく使う
決められた量と回数を守ってしっかり使う

無理をしない
体力が低下すると、発作を起こしやすくなる

ストレスを避ける
強いストレスが、体のバランスを乱すことも

やらなければと思うと重荷になる
ぜんそくが悪化するからやらなければと思うと、気持ちが後ろ向きになりがちです。

治そうとすることが間違いのもとにも

ぜんそくの治療では、「どうせ治らない」と治療をおざなりにしたり、逆に「なんとしても治したい」と、一般的ではない治療に入れ込んだりといった問題がしばしば起こります。

ぜんそくは、完治よりもコントロールが重要な病気です。「治す」という思い込みが治療の妨げになる場合もあるのです。

ぜんそくをよくすれば自分が元気になれる

ぜんそくをコントロールすると、発作を心配しすぎたり、活動を制限したりといった不便さが解消されます。治すよりも、より元気に、より快適に過ごすことを目指して治療に取り組みましょう。

また、病気のしくみや薬の作用について学ぶと、「具体的なメリットのあること」として治療に取り組めるようになります。

ぜんそくは自分の一部でもある

ぜんそくは好むと好まざるとにかかわらず、長く付き合う病気です。正しくケアすると、自分がより快適に過ごせるようになります。

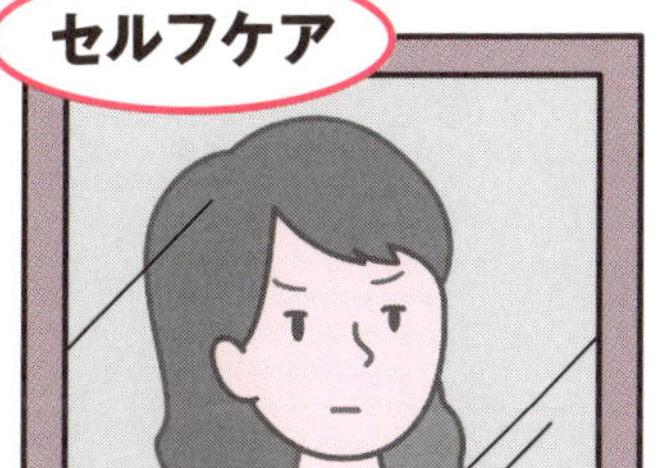
正しい知識
自分に合う薬
セルフケア

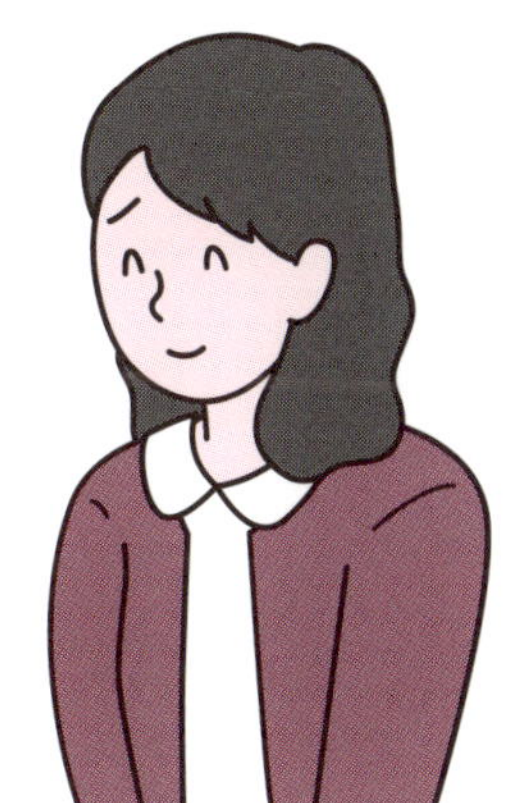

正しく付き合えば、ほどほどの関係ができる

ぜんそくの特徴やケアのポイントをつかみ、自分でぜんそくの症状をコントロールできるようになると、ぜんそくを意識しすぎず、付き合えるようになります。

体験談

アレルゲンに合わせて

検査の結果、私のアレルゲンはハウスダストとブタクサでした。ハウスダスト対策として、こまめなそうじをするのはもちろんですが、このブタクサ対策もしなくてはなりません。とはいえ、近所にはけっこう生えています。

そこで、医師と相談のうえ、ブタクサのシーズンである秋になる前、夏の終わりごろから、薬の量を増やすようにしました。早めに対策することで、秋にひどい発作が起きなくなりました。

ブタクサ

心がまえ

症状のない時期こそしっかりケアする

ぜんそくは慢性の病気です。発作がしばらく起こっていないからといって油断は禁物。発作が起こる「かもしれない」可能性はなくなるわけではありません。

症状はなくても炎症は進んでいく

症状のない時期にも治療に取り組むのはおっくうかもしれません。しかし、治療は炎症を鎮め、発作が起こる「かもしれない」可能性を抑えることを忘れないようにしましょう。

症状のないうちに発作のタネが育つ

気道に炎症があると、そのぶん粘膜は過敏になります。炎症がひどいほど過敏性も高まり、少しの刺激で発作に至る危険が高まるため、炎症のコントロールは発作予防に欠かせません。ところが、炎症自

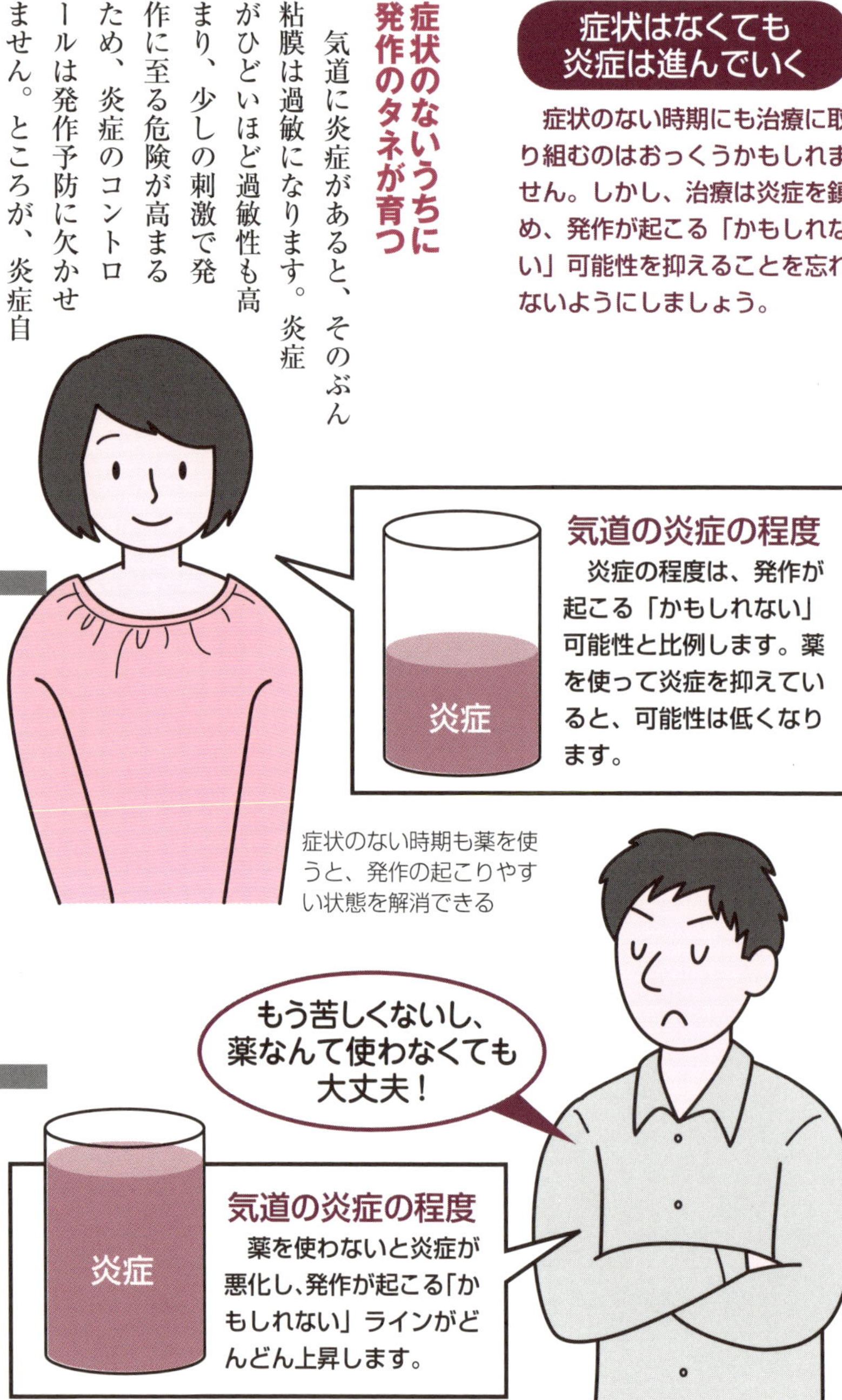

炎症
気道の炎症の程度
炎症の程度は、発作が起こる「かもしれない」可能性と比例します。薬を使って炎症を抑えていると、可能性は低くなります。
もう苦しくないし、薬なんて使わなくても大丈夫！
炎症
気道の炎症の程度
薬を使わないと炎症が悪化し、発作が起こる「かもしれない」ラインがどんどん上昇します。

症状のない時期も薬を使うと、発作の起こりやすい状態を解消できる

体は自覚症状を起こしません。症状がないから大丈夫だろうと治療を中断すると、炎症が進み、発作を招きます。

症状がなくても気道はリモデリング（25ページ参照）を起こします。しかも、発作やせきで気道が収縮する動きをくり返すことが気道を固くして、リモデリングを早めることがわかっています。

炎症は発作を招き、発作をくり返すことで気道の状態を悪化させてしまうのです。

軽症のほうが危険な場合も

命にかかわるような大きな発作は、軽症でも重症でも起こる可能性があります。ただ、重症の患者さんはしっかり治療に取り組むのに対し、軽症の患者さんは治療を中断しがち。大発作を起こす危険性はむしろ軽症の人のほうが高い場合もあります。

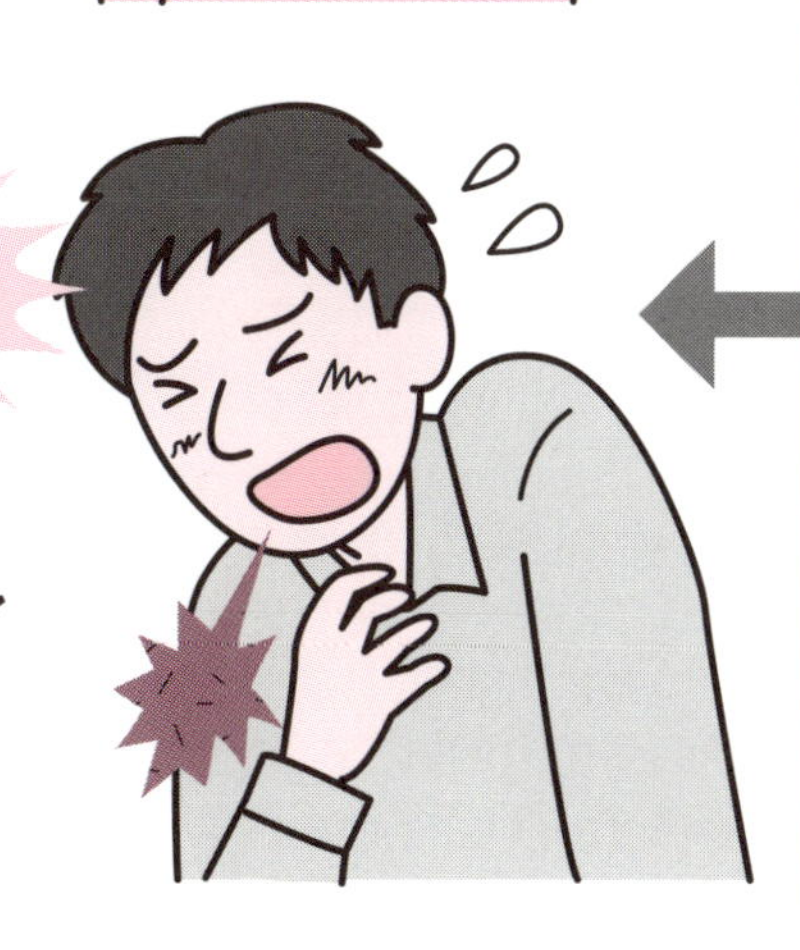
同じ負担がかかると……
ちょっと無理したな、しっかり休まないと
ストレス
疲れ
アレルゲン
疲れがたまったり、ストレスを受けたりといったきっかけがあっても、炎症が軽く過敏性も低いため、発作には至らずにすみます。
ストレス
疲れ
アレルゲン
炎症が強く過敏性が高まっていると、軽い負担でも体が受け止めきれず、発作が起こります。

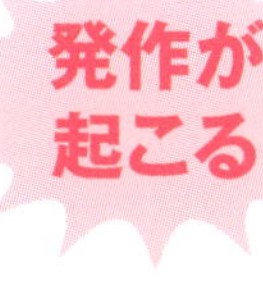
発作が起こる

入院する場合

苦しいときは迷わず救急車を呼ぶ

ぜんそくの発作は軽いものから重いものまで程度に差があります。重い発作の場合は命にかかわる危険があるため、一刻も早く受診しましょう。

発作の程度で対応が異なる

症状をどのくらい重いと感じるかには個人差があります。ピークフロー値なども参考にして判断しましょう。

小発作

ゼイゼイ、ヒューヒューという軽いぜん鳴がして息苦しさがあるものの、自力で動け、日常の行動に支障はありません。横になって休むことができます。

発作止めの薬を吸入したあと、ピークフロー値が基準値の80%以上ある

中発作

せきやぜん鳴がひどく、動けなくなります。体を横にすると息苦しさが増すため、横になれません。会話や食事がむずかしくなり、歩くのもつらくなります。

発作止めの薬を吸入しても、ピークフロー値が基準値の60〜80%程度

安静にして発作止めの薬を使う

●楽な姿勢で安静にする
●発作止めの薬を使う

短時間作用性の β_2 刺激薬を吸入。飲み薬が処方されていれば併用してかまいません。

治まってきたら、そのまま様子をみる

発作止めの薬を使ったあと症状が楽になり、そのまま効果が持続するようなら、自宅で様子をみます。

改善しないときは病院へ

発作止めの薬を決められた回数だけ使っても症状が改善しないときや、悪化する場合は、すぐに受診します。夜間でも、翌日まで待たずに救急外来へ！

発作で意識を失うことも

ぜんそくの発作が起きた場合、その程度によって対応が決まっています。

発作止めの薬を使っても症状が治まらない場合は、早めに医療機関を受診しますが、大きな発作の場合は、強い呼吸困難から意識を失うことがあります。自力では間に合わないおそれがあるときや、いつになく発作が重いと感じたときには、救急車を呼ぶことをためらわないでください。

大発作

会話もできないほど苦しく、動くことができません。激しいせきや呼吸困難で前かがみになる「起座呼吸」になります。呼吸困難が進むと、唇や指先が紫色になったり、呼吸が弱まったりします。

ピークフロー値が、基準値の60%未満

↓

大至急病院へ!!

救急車を呼ぶなど、一刻も早く病院へ行きます。救急車の到着を待つ間も、発作止めの薬を使いましょう。

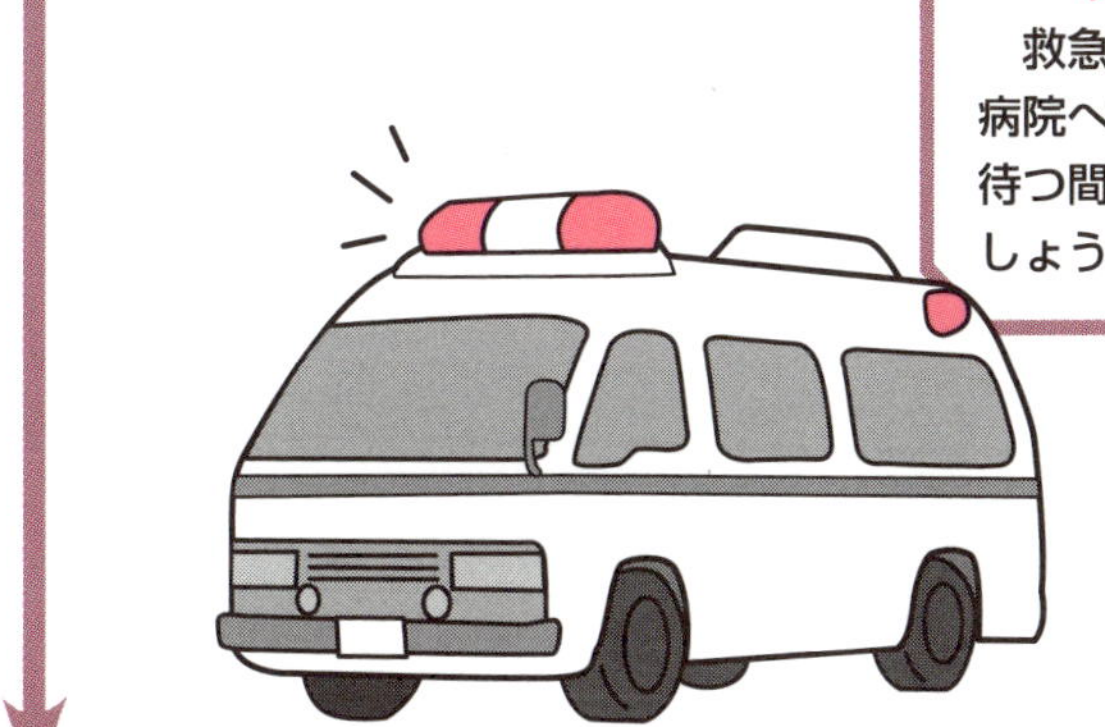

病院で集中的な治療を受ける

診察で症状の程度を確認し、薬物療法に入ります。気管支拡張薬の吸入から始まり、気管支拡張薬の点滴、ステロイド薬の点滴、酸素吸入などをおこないます。

これらの治療で改善しない場合は、入院治療に移行します。

入院して治療する

子どもの場合や、大人でも1時間以内に症状が改善しない場合は、入院して治療します。

入院中は、気管支拡張薬やステロイド薬の点滴などで、ゆっくりと症状を抑えていきます。症状が治まり、薬の効果が持続するようになったら、退院を検討します。

重症の場合

気道を広くする手術を検討しても

非常に重症の場合、気道を広くする治療が検討されることがあります。高い効果が期待されていますが、新しい治療法のため、長期的な影響が不明で、受けられる人は限られます。

メリットとデメリットを考えて

熱形成術はメリットもありますが、危険やまだ不明な点もあります。受けられるかどうかも含め、医師とよく相談しましょう。

メリット

大幅に症状が改善する

気道が太くなり、息苦しさや呼吸の状態が改善されます。

ぜんそくの治療は続ける

熱形成術は粘膜には作用しません。そのため、気道の炎症を抑えるぜんそくの治療は継続します。

デメリット

3回の入院が必要で体への負担も大きい

太い気管と、左右に枝分かれした気管支をそれぞれ１回ずつ処置するため、３回の入院が必要で、そのたびに発作の危険や麻酔の負担がかかります。

長期的な影響が不明

今のところ、５年間の安全性は確認されていますが、それ以降の長期的な影響はわかっていません。

厚くなった壁を薄くする

リモデリングが進んで気道の平滑筋が厚くなり、気道の内部が狭くなっている患者さんや、日常生活が非常に制限されている重症の患者さんでは、内視鏡を使い、厚くなった気道の平滑筋を薄くする「熱形成術」（サーモプラスティともいう）が検討されることがあります。

熱形成術は、気道が広くなってぜんそくの症状が改善する一方、体への負担が大きく、治療中に肺炎や発作を起こす危険も伴います。おこなえる医療機関も限られ、気軽に受けられる治療ではありませんが、重症で困っている場合は、医師に相談してみましょう。

4

薬でぜんそくを コントロールする

ぜんそくは、薬を正しく使えば症状を軽くできます。
問題は、「正しく」使わない人が多いこと。
目的や症状によって、さまざまな薬があります。
薬の作用や使い方をしっかり理解して、
薬を味方につけましょう。

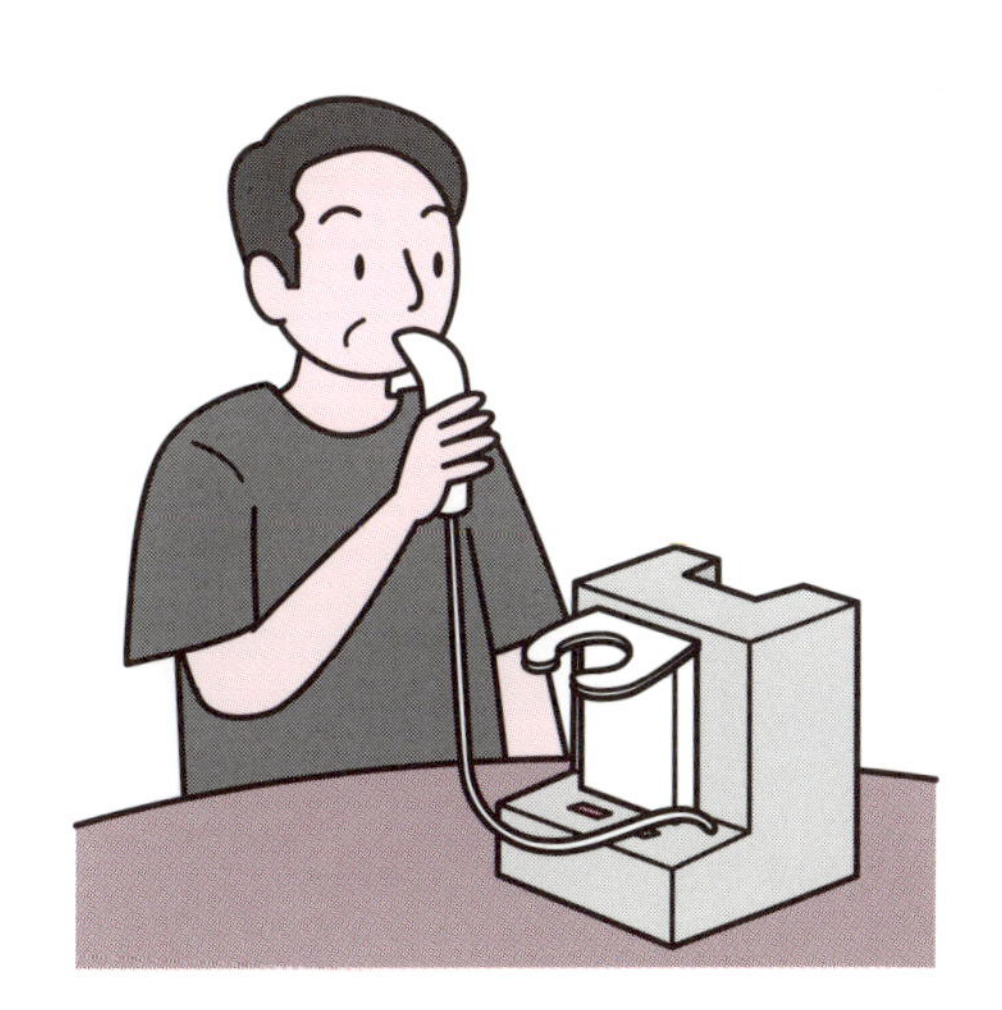

ステロイド革命で死亡者数が激減した

よく効くが副作用がこわい――そんなイメージが先行して敬遠されがちなステロイド薬ですが、ぜんそくの治療の進歩には、病気の解明とともに、ステロイド薬の進歩が大きく影響しています。

ぜんそくによる死亡者は減っている

ぜんそくが原因で亡くなる人の数は、病気のメカニズムが明らかになり、治療が進歩するにしたがって減少しています。

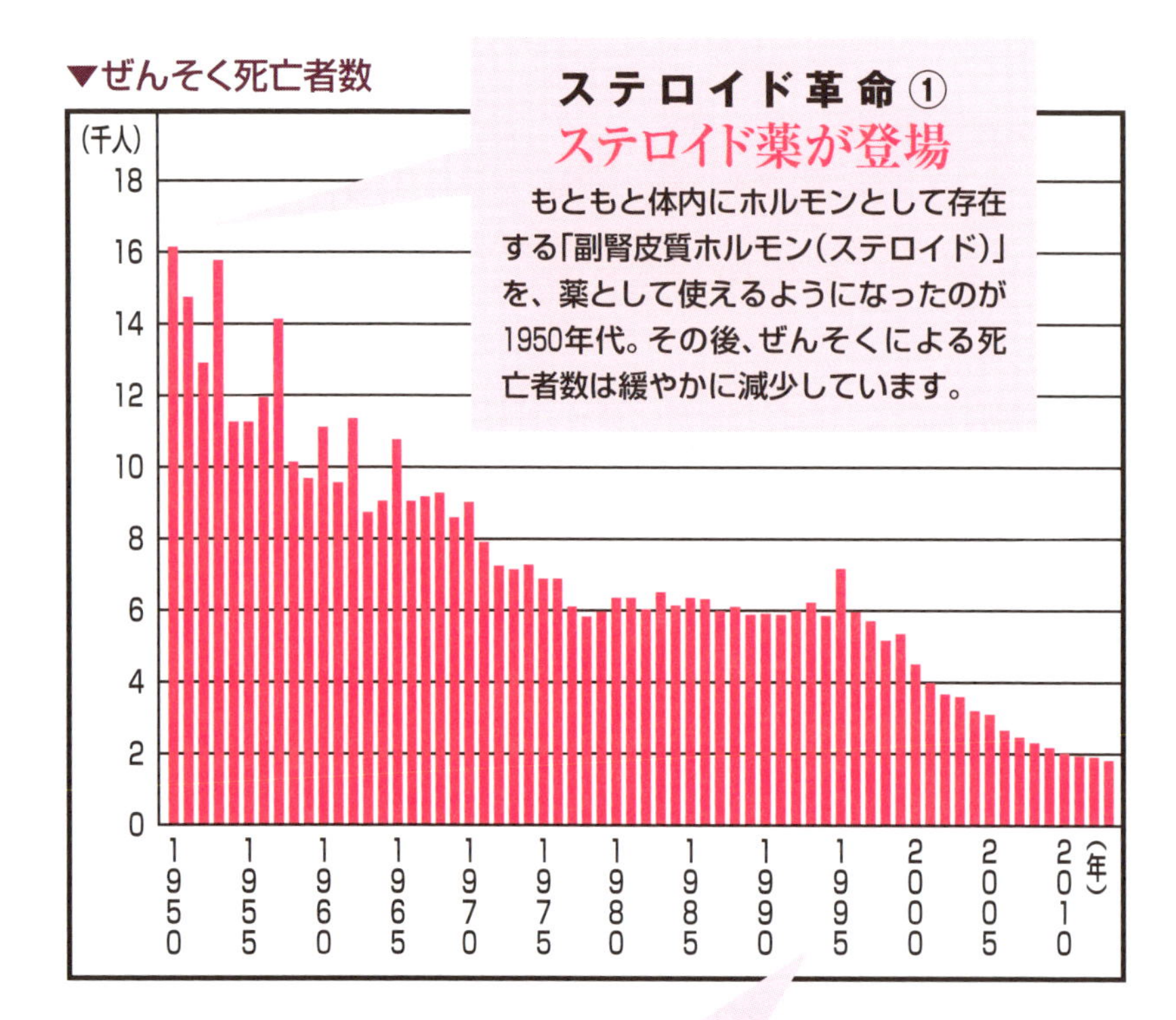

▼ぜんそく死亡者数
(千人)
18
16
14
12
10
8
6
4
2
0
1950
1955
1960
1965
1970
1975
1980
1985
1990
1995
2000
2005
2010
(年)

ステロイド革命①
ステロイド薬が登場

もともと体内にホルモンとして存在する「副腎皮質ホルモン(ステロイド)」を、薬として使えるようになったのが1950年代。その後、ぜんそくによる死亡者数は緩やかに減少しています。

ステロイド革命②
ぜんそくの原因が気道の炎症だとわかる

1990年代、ぜんそくの大もとに気道の炎症があることがわかると、発作が起こったときだけ薬を使うのではなく、ふだんから炎症を抑え、発作を防ぐ治療をおこなうようになりました。発作を予防する薬として、吸入ステロイド薬が重要な役割を果たすようになったのです。

ステロイド薬

炎症を抑えるが、即効性はない

粘膜の炎症を鎮めて過敏性を抑えるため、次の発作を起こりにくくします。しかし、効果が現れるのに１～２週間ほどかかるうえ、使い始めてしばらくしてから「そういえば最近ゼイゼイしなくなった」といった具合で、効果を実感するまでにはかなり時間がかかります。

＋

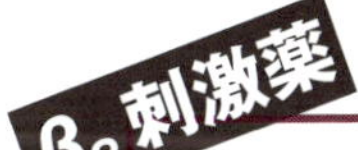

β_2刺激薬

すぐに効果が感じられるが、炎症には作用しない

β_2刺激薬は気道の筋肉に働きかけて、気道を拡張させます。

効果が現れるのがステロイド薬よりも早く、しかも呼吸が楽になるという実感があります。

ただし、β_2刺激薬だけを使いつづけると副作用が起こるうえ、炎症を抑える効果はないため、必ず吸入ステロイド薬を併用しなければなりません。

ステロイド革命③
β_2刺激薬との合剤が登場

ステロイド薬は長く使うことで威力を発揮します。しかし、患者さんにしてみると効果を実感しにくく、ステロイド薬への抵抗感と相まって使用を中断してしまうケースが多くみられました。

現在は、β_2刺激薬とステロイド薬を配合した吸入薬が登場しています。即効性のあるβ_2刺激薬のおかげで効果を実感しやすく、薬を継続して使えるようになる人が増えたのです。

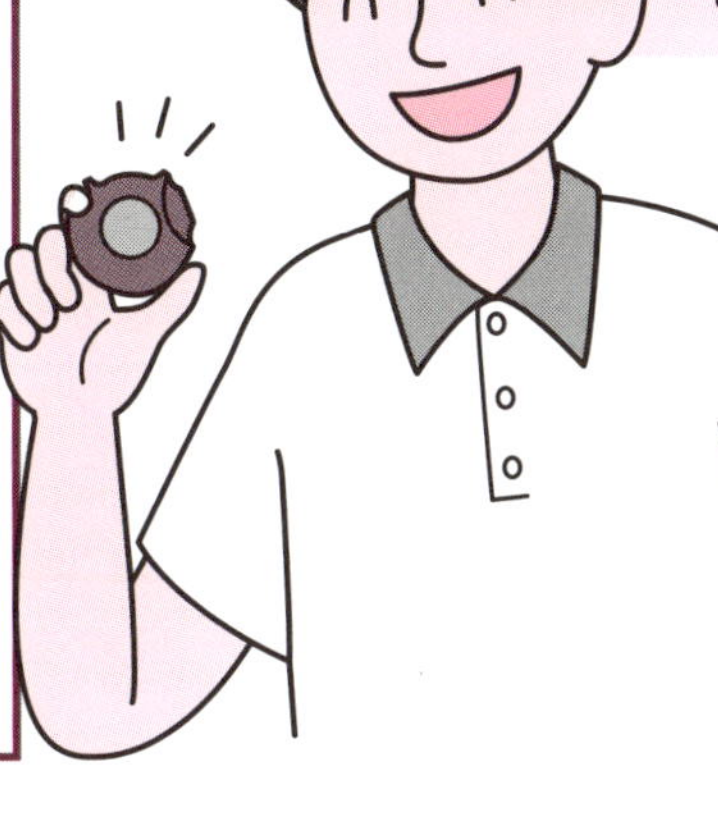

薬は毎日のことだけに、ステロイド薬とβ_2刺激薬を１回で吸入できるという手軽さも患者さんに受け入れられた

ぜんそくは死の病だった

ぜんそくは、古代ギリシャでも知られていたほど古くからある病気です。現在も患者さんの数が多い反面、意外と知られていないのが、命にかかわる危険があることでしょう。

かつては年間一万人以上の人がぜんそくで亡くなっており、減少傾向にあるとはいえ、今でも一年で二〇〇〇人近い患者さんがぜんそくで亡くなっています。

よりよい生活を求めて

治療では、「ぜんそく死」を防ぐのはもちろんのこと、効果をより高めるために、薬の使い方を見直したり、新しい薬を試したりして、よりよい状態を目指します。「自分のぜんそくはこんなものだ」とあきらめず、薬の作用や使い方をよく理解して「こんなによくなった」という実感を目標にしましょう。

予防薬と発作止めの薬の二種類がある

ぜんそくの発作のない時期には、炎症を抑えて発作を予防するための薬を使います。万が一、発作が起こったときには、あらかじめ処方されている薬を使って発作を止めます。

発作止めの薬

発作止めの薬は「発作治療薬」「リリーバー」とよばれます。重症度や過去の発作の程度から必要な薬の量を割り出し、必要なときに使う薬として処方されます。

中心になるのは、気道を速やかに広げ呼吸を楽にするための β_2 刺激薬です。

すぐ効く

短時間作用性 β_2 刺激薬

β_2 刺激薬のなかでも即効性が高く、吸入後 10 分ほどで効果が現れます。吸入がむずかしい場合は、飲み薬を使います。

そのほか……

重症度に合わせて、短時間作用性のテオフィリン薬や、抗コリン薬を併用します（71 ページ参照）。

この薬があれば、苦しさから解放される

あとから効く

ステロイドの飲み薬

重症以上の患者さんでは、発作止めとしてステロイドの飲み薬が処方されます。即効性はありませんが、炎症を抑える強い作用で、発作がひどくなるのを防ぎます。

薬の種類は同じだが……

ぜんそくの治療の基本はステロイド薬と β_2 刺激薬（気管支拡張薬）。発作が起こったときは強い薬を短期間使い、ふだんは、症状を抑えつつ、副作用が起こりにくい薬を長期間使っていきます。

発作予防の薬

炎症を抑える作用があるステロイド薬を、気道や肺に直接届く吸入薬で使います。長期間使って体調を管理するため「長期管理薬」「コントローラー」などとよばれます。

基本

ステロイドの吸入薬

炎症のある部位に直接薬が届く「吸入ステロイド薬」を使います。胃腸などを経由しないので副作用も強く出ません。症状がない時期にもしっかり使って、気道の炎症を抑え込みます。ごく軽症の患者さんでは、吸入ステロイド薬だけを使います。

＋

必要に応じて

長時間作用性β_2刺激薬

気管支拡張薬でおもに使われるのが薬の効果が長く持続する「長時間作用性 β_2 刺激薬」です。

そのほか……

抗アレルギー薬、テオフィリン徐放剤（じょほうざい）を使う場合もあります。

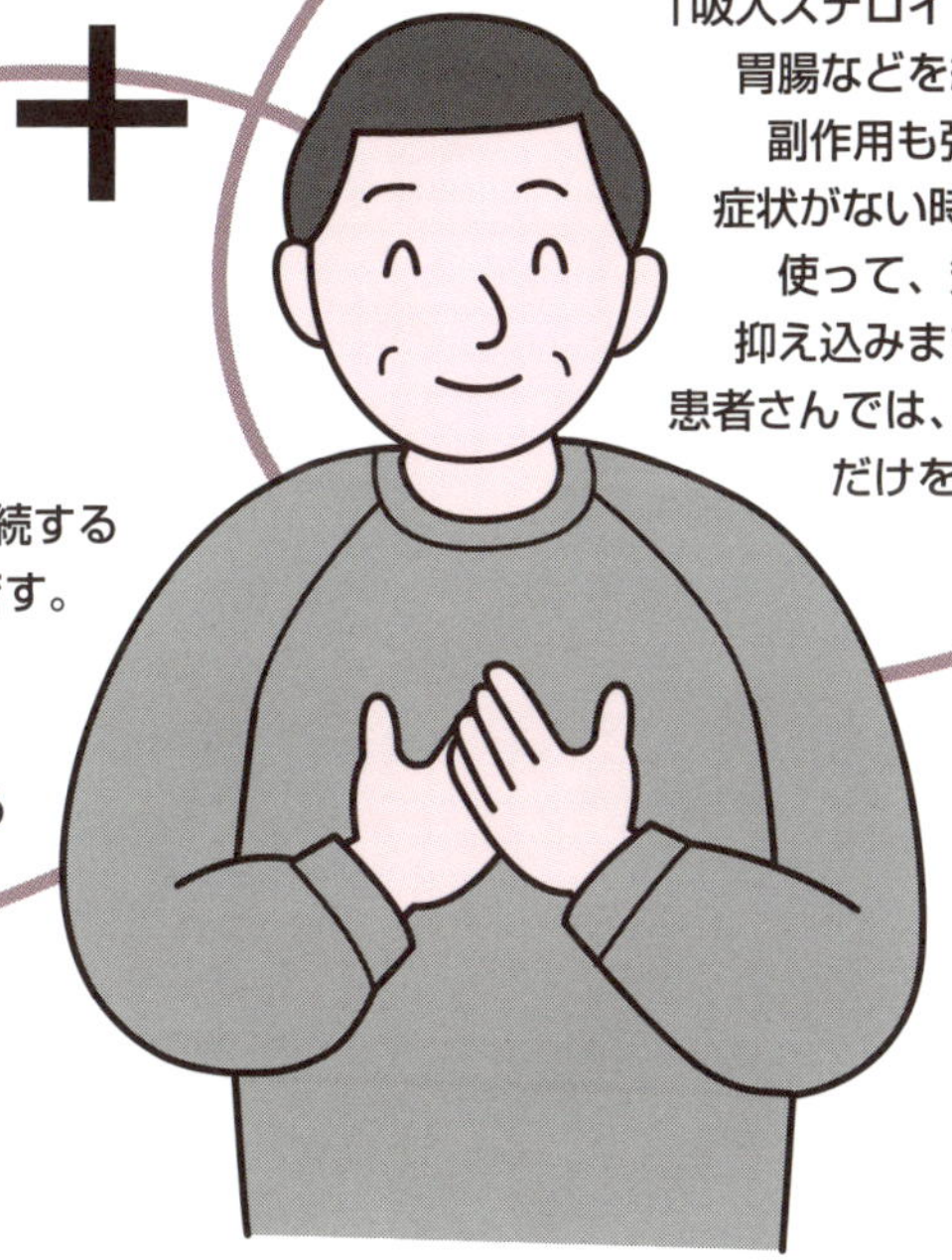

薬と日常生活の改善で、よい状態をキープできる

発作止めの薬中心から予防薬中心へ

以前は、ぜんそくは「発作が治まればよい」と考えられていて、発作止めの薬が治療の中心でした。しかし、それだけでは発作自体を防げないため、現在では、症状がなくても発作を予防する薬を使い、将来発作が起こる危険を抑える治療に変わってきました。

「なにもない」こそが治療の効果

患者さんによっては、予防薬の使用を勝手にやめてしまい、発作を二回、三回とくり返してようやく、治療にまじめに取り組み始める場合があります。しかし、こうした取り組み方では発作のつらさを何度も味わわなければならないうえに、発作によって気道の状態はさらに悪くなります。

なにもないから薬がなくても大丈夫なのではなく、「なにもないことが薬の効果」なのだと知っておきましょう。

吸入ステロイド薬

気道の炎症を抑える、大切な予防薬

炎症を抑える働きがある吸入ステロイド薬は、ぜんそくの治療には欠かせません。吸入薬は副作用が少ないことをきちんと理解して、正しく使いましょう。

吸入ステロイド薬の効果は広い範囲に及ぶ

吸入ステロイド薬を適切に使うと、炎症を抑えて発作を防ぐだけでなく、ぜんそくの進行も防ぎ、生活の質を保つことにつながります。

吸入ステロイド薬を使うと

炎症を抑え、気道の過敏性を鎮める

気道の粘膜の炎症を抑え、ささいな刺激に過剰に反応してしまうのを防ぎます。

発作の回数を減らし、発作の程度も軽くなる

発作が起こりにくくなるだけでなく、刺激に対する反応も抑えられるために、発作の程度が軽くなります。

気道の壁が厚くなるのを防ぐ

粘膜の炎症や、気道を急激に収縮させる発作は、リモデリング（25ページ参照）を招きます。しかし、吸入ステロイド薬で症状をコントロールすると、リモデリングの進行が抑えられます。

ぜんそく死を防ぐ

ぜんそく死につながるような重い発作が起こる危険性を減らします。

生活の質をキープする

リモデリングの進行を抑えるということは、この先、呼吸困難になるリスクが減るということ。今の症状を抑えるだけでなく、将来の生活の質をもキープします。

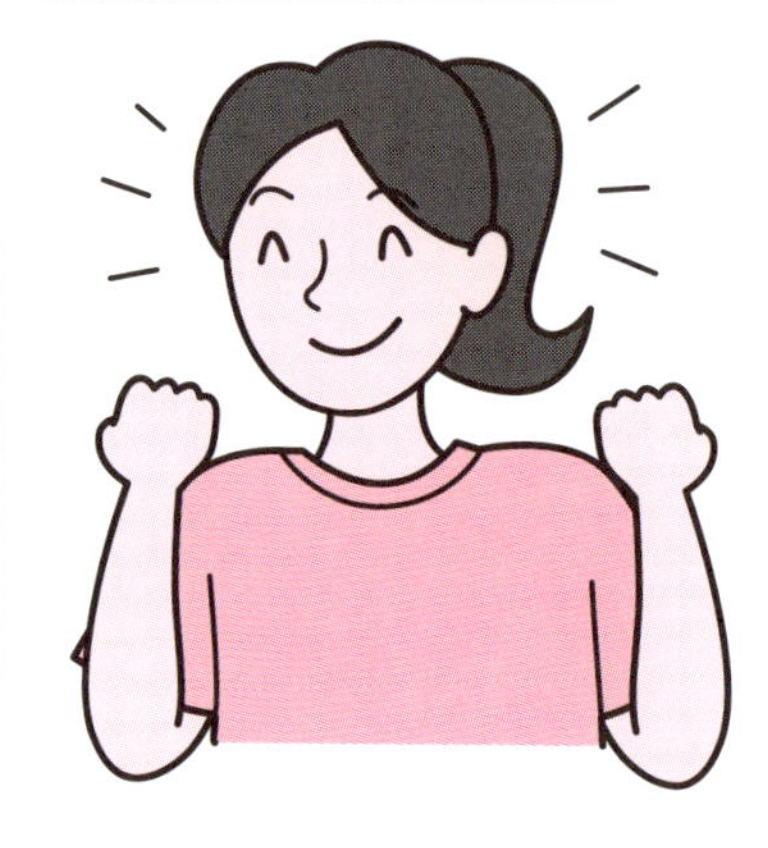

吸入薬は副作用が少ない

息とともに薬を気道に吸い込む吸入薬は、効かせたい部位に直接薬が届きます。そのため、薬の量が少なくてすみ、胃腸など消化器を経由しないので全身に及ぶ強い副作用が出ることはありません。

ただ、口の中には副作用が出ることがあるため、使い方をしっかり守りましょう。

うがい、歯みがきが副作用を防ぐ

吸入後、口の中に残った薬が粘膜に作用して違和感や症状を招くほか、免疫を抑えるために、常在菌による感染症などのリスクが高くなります。

副作用を防ぐために、使い方を守りましょう。

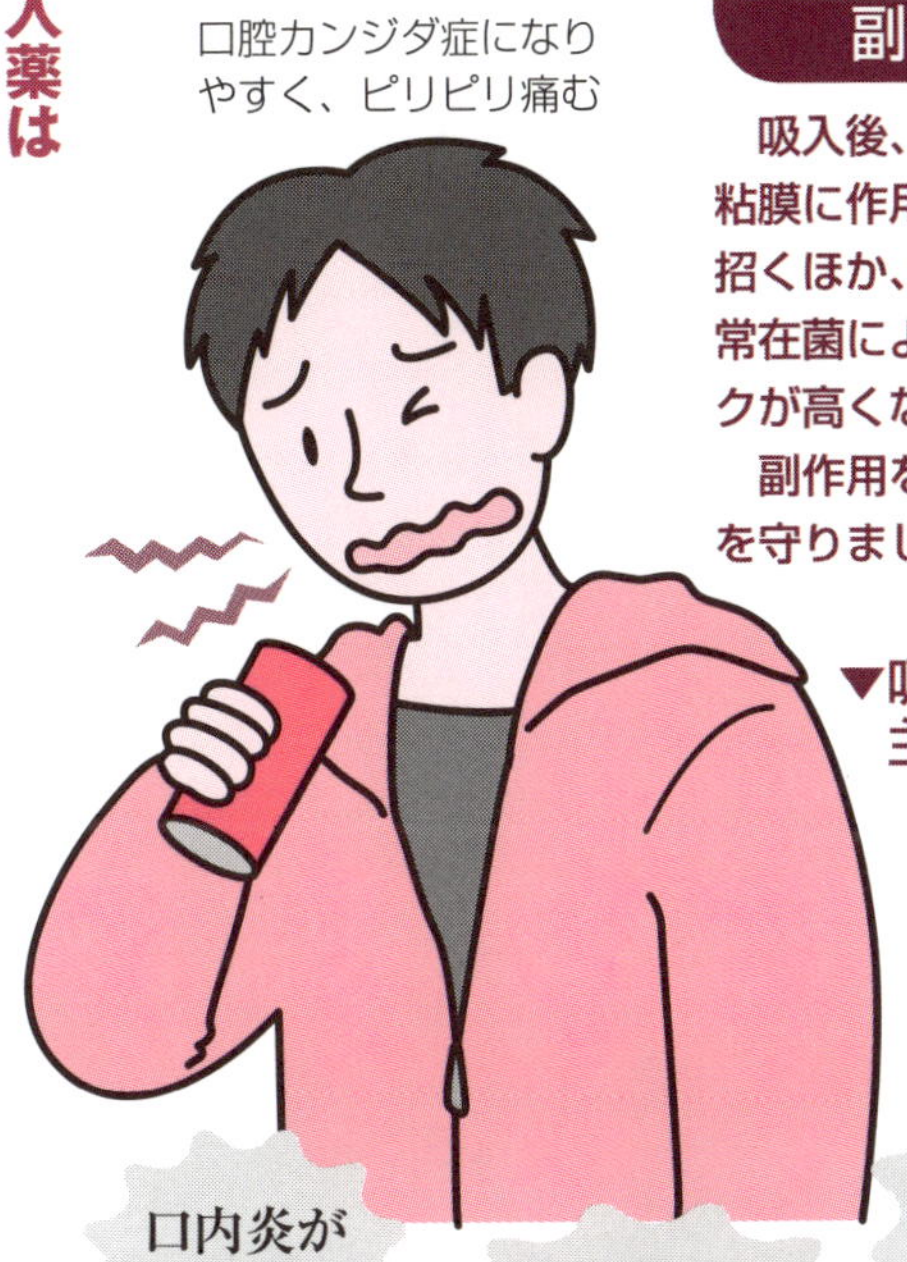

口腔カンジダ症になりやすく、ピリピリ痛む

▼吸入ステロイド薬の主な副作用

声がかれる
口の中やのどに違和感が出る
口内炎ができる
口腔カンジダ症になる

吸入する
口の中やのどに薬が残るのを防ぐために、うがいをしっかりします。食前に吸入すると、うがいの効果に加え、残った微細な薬を食べ物といっしょに飲み込むので、口の中に薬がなくなります。
うがいをする
●口の中に水をためて、クチュクチュうがいを１回
●のどまでしっかりすすぐガラガラうがいを５回
食事をとる
歯みがきとうがいをする
食後にも、歯みがきとうがいをします。歯の汚れも口の中に残ったステロイド薬も取り除けて、一石二鳥です。

うがいができないときはなにか食べるだけでも

吸入後、うがいができないときは、軽く食べるとよいでしょう。口の中に残った薬は、食べ物といっしょに飲み込まれ胃腸に入りますが、その量はほんの少しです。

なお、吸入薬で使うステロイドはごくわずか。ステロイド薬による副作用よりもぜんそくの発作のほうが危険なので、うがいができないからといって吸入薬を使わないことよりも、吸入を優先しましょう。

予防薬の使い方

吸入ステロイド薬の使い方を理解する

吸入ステロイド薬には、いくつかのタイプがあります。長く使う薬ですから、吸いやすさや使用回数なども考慮して、自分に合ったタイプをみつけてください。

正しく使わないと効果が半減

ぜんそく治療の強い味方で、副作用も少ない吸入ステロイド薬ですが、最大の難点は、使い方がむずかしいこと。

粉の薬を吸い込むためにむせやすく、口の中に薬が残ってしまう場合が多いのです。正しい使い方をマスターしないと、気道や肺には薬が一部しか届かず、十分な効果が得られません。

今のところ、吸入薬には四つのタイプがあり、それぞれにメリットとデメリットがあります。また、人によって合う・合わないもあるので、可能なら、いくつか試してみて、自分に合ったものを選ぶようにしましょう。

吸入薬を使うときのポイント

吸入ステロイド薬は頼りになる薬です。使いつづけるための、2つのポイントを知っておきましょう。

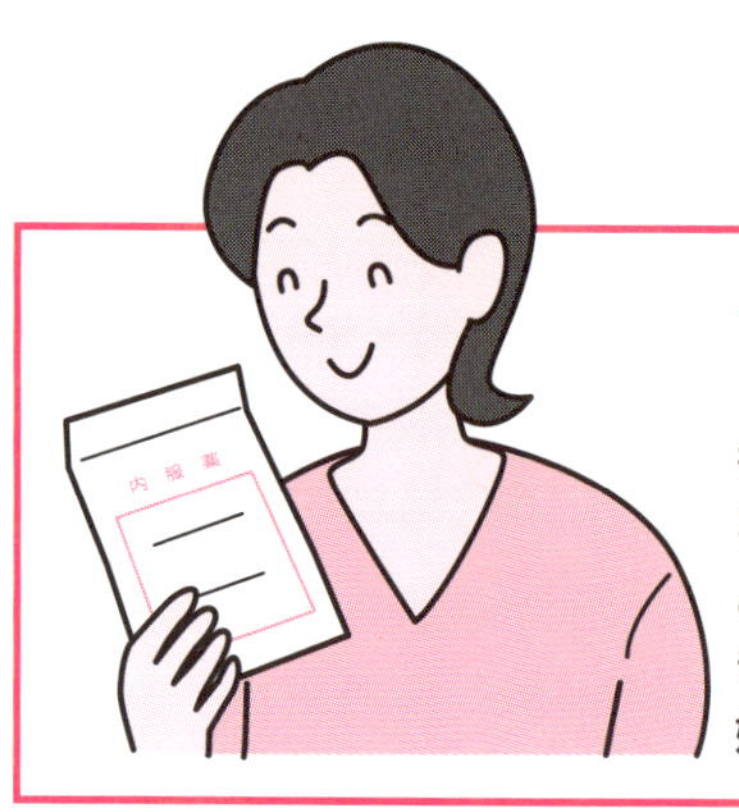
内服薬

使いやすさや好みも重視する

吸入ステロイド薬には乳糖が含まれるものがあるため、人によって味が気になる場合があります。「味くらいがまんしよう」と思うかもしれませんが、長く付き合うとなると、がまんもつらいもの。好みや相性もチェックしましょう。

どうしても気になることは医師に相談する

薬の種類や量はぜんそくの症状で決まるため、変更はむずかしい場合があります。しかし、気になることを残したままだと治療に前向きに取り組めません。気になることは医師に相談してみましょう。

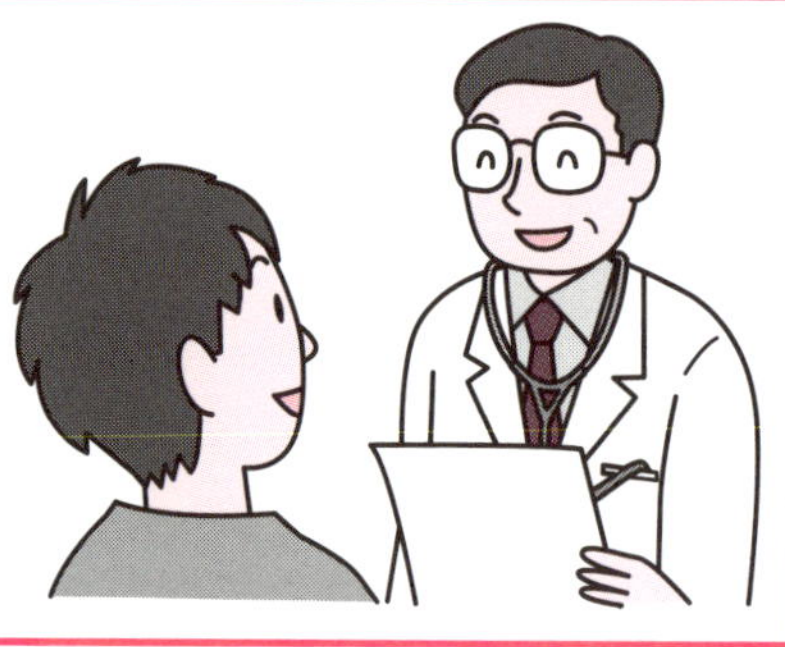

吸入器のタイプを知ろう

吸入器や吸入薬には、いくつか種類がありますが、よく使われるのはドライパウダーです。

	ネブライザー	ドライパウダー	エアゾール＋スペーサー	エアゾール
特徴	薬を専用の器具で霧状にし、吸い込む	専用の器具を使って、粉状の薬を勢いよく吸い込む	エアゾールをうまく扱えないときや、エアゾールで吸入ステロイド薬を使う際に用いる補助器	ボンベから噴霧剤と薬がいっしょに噴霧されるので、タイミングを合わせて吸い込む
メリット	・自分のペースで薬を吸入できるので、失敗が少ない ・息を吸い込む力が弱くても、ゆっくり薬を吸い込める	・吸うタイミングを自分で決められる ・薬以外のガス（噴霧剤）を吸い込まずにすむ	・ゆっくり自分のペースで吸入できる ・口の中に薬が残りにくい	・噴霧に勢いがあるので、発作時など息がしっかり吸い込めないときでも吸入しやすい
デメリット	・器具が高価 ・器具がかさばる ・電源が必要なため、持ち歩きができない場合が多い	・口の中に薬が残りやすい ・正しく扱えない小さな子どもや、息を吸い込む力が弱いお年寄りには使いづらい	・スペーサーを洗うなどの手入れが必要 ・スペーサーの中に薬が残りやすい	・噴霧と吸うタイミングを合わせるのがむずかしい ・噴霧の勢いに負けてむせることがある ・口の中に薬が残りやすい
向く人	大人 ◎ 子ども ◎ 乳幼児 ◎	大人 ○ 子ども △ 乳幼児 ×	大人 ○ 子ども ○ 乳幼児 ○	大人 ○ 子ども △ 乳幼児 ×

ドライパウダーの使い方

①軽く息を吐き出す

息を吐きすぎると、苦しくてあせってしまうので、軽く吐きます。薬の吸入口に息がかからないように気をつけて。

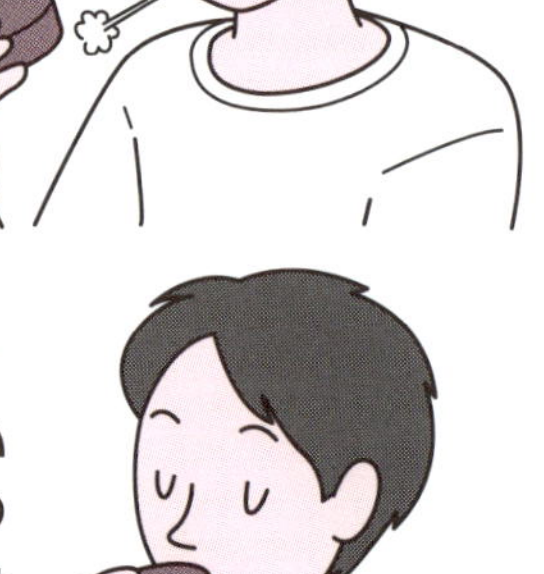

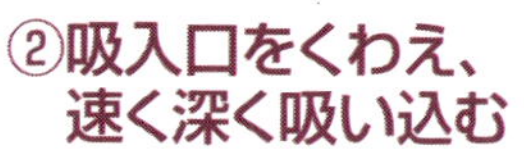

②吸入口をくわえ、速く深く吸い込む

吸い込むスピードが遅いと薬が奥まで届かないので、強くしっかり吸い込みます。

③そのまま10秒息を止める

④鼻からゆっくり息を吐き出す

⑤うがいをする

（65ページ参照）

形式がいくつかある

器具の形式によって、形や最初の扱い方が少し異なります。

●ディスカス

器具と薬があらかじめセットされていて、すぐに使える。写真は β_2 刺激薬とステロイド薬の合剤

●エリプタ

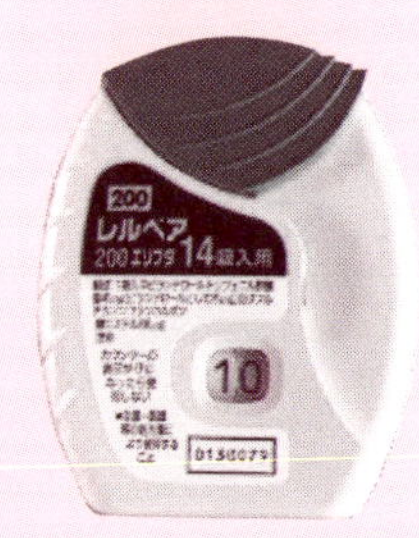
200
レルベア
200エリプタ14吸入用

ディスカス同様、薬がセットされている。写真は β_2 刺激薬とステロイド薬の合剤

●タービュヘイラー

薬がらせん状に勢いよく飛び出してくるタイプで、筒状の形をしている

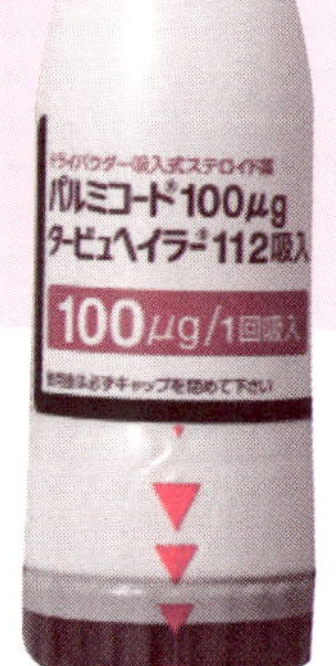
ドライパウダー吸入式ステロイド薬
パルミコート100μg
タービュヘイラー112吸入
100μg/1回吸入

注意　姿勢にも気をつけて

息を吸い込むときに下を向くと、薬が奥まで入りません。背筋を伸ばして前を向き、首から胸がまっすぐのびるようにします。

医薬品情報は常に更新されるため、必要に応じて製品の最新の添付文書、製造販売元等の情報サイト、または主治医に確認を

スペーサーの使い方

①スペーサーに薬を噴霧する

エアゾールの器具をよく振って吸入口にスペーサーを取り付け、薬を噴霧します。

②薬を吸い込む

スペーサーの吸入口から薬をゆっくり吸い込みます。

③息を止め、鼻から吐く

10秒ほど息を止め、ゆっくり鼻から吐き出します。吸入ステロイド薬の場合はうがいをします（65ページ参照）。

ネブライザーの使い方

器具に薬をセットし、吸入口をくわえて霧状になって出てくる薬を吸い込みます。

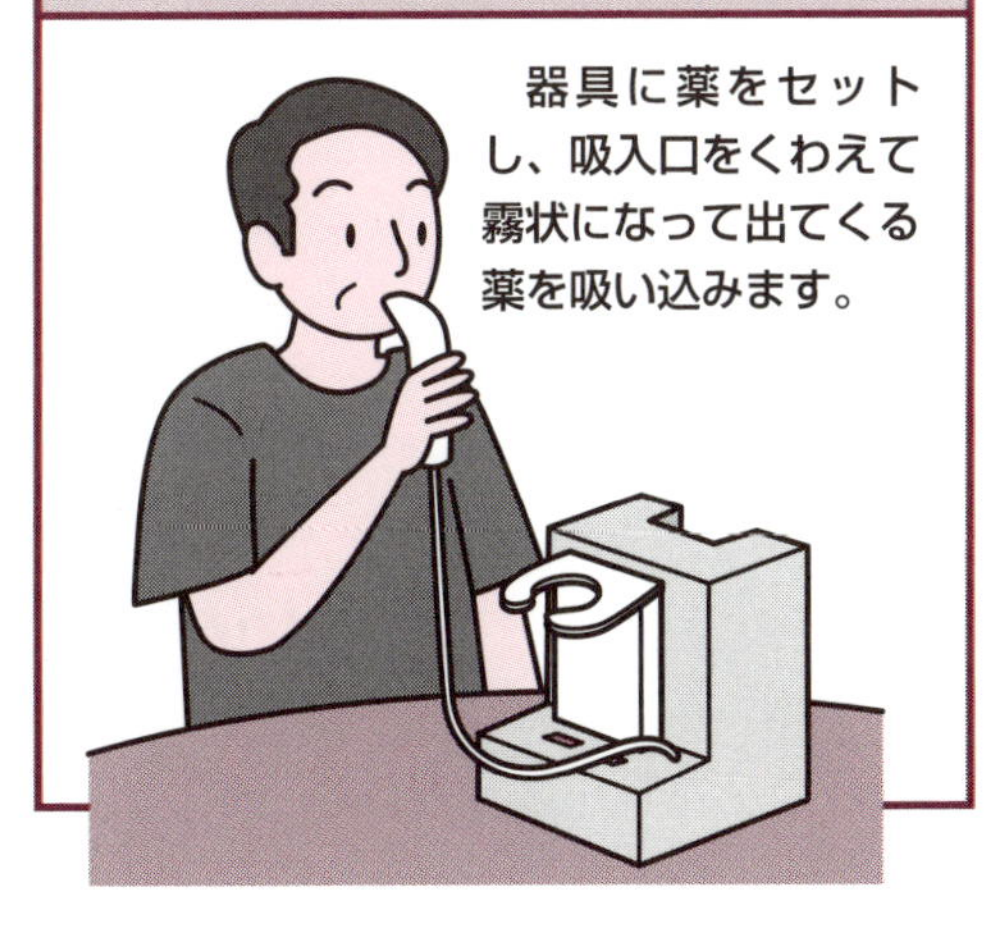

＊くわえないタイプの機器もあります。

エアゾールの使い方

①薬をよく振る

器具を振って、中の薬をよく混ぜます。

②息を吐き出す

軽く息を吐きます。苦しくなるまで吐かないよう注意します。

③吸い込み方は2通り

◆くわえて吸い込む

吸入口をくわえ、ボンベの底を押すと同時に2～3秒かけて息を吸い込みます。

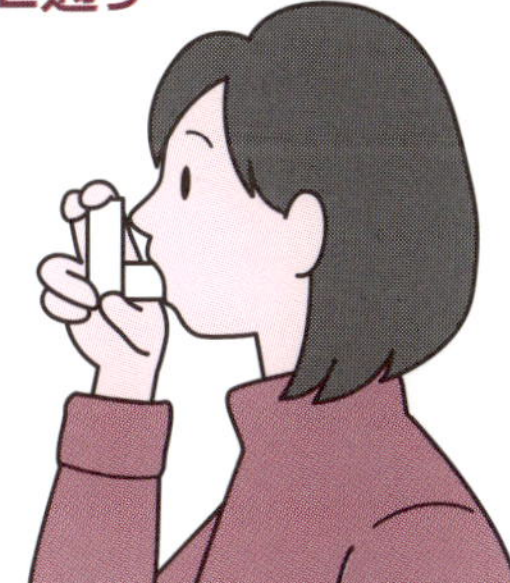

◆離して吸い込む

吸入口を口から4㎝ほど離して持ち、口を大きく開けて舌を押し下げ、息をゆっくり吸い込みながらボンベの底を押します。

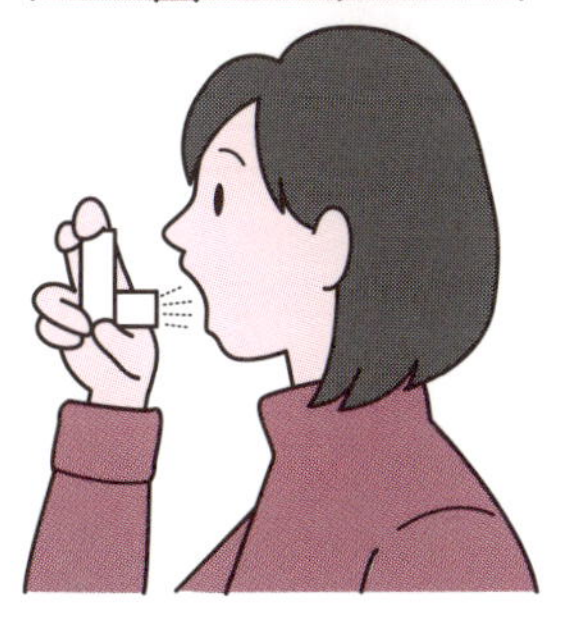

④息を止め、鼻から吐き出す

10秒ほど息を止め、鼻から息を吐きます。ステロイド薬を吸入した場合はうがいをしましょう（65ページ参照）。

β_2刺激薬

すぐ効くタイプと長く効くタイプがある

β_2刺激薬は、気管支を広げて呼吸を楽にする「気管支拡張薬」のうち、もっともよく使われる薬です。予防用と発作止め用、それぞれのタイプがあります。

楽にするが治すわけではない

β_2刺激薬は、発作止め用と予防用で処方されるタイプが異なります。発作が起こったときにはすぐに効く「短時間作用性β_2刺激薬」を、症状のない時期の予防薬には、効き目がゆっくり現れ長く続く「長時間作用性β_2刺激薬」をという具合です。

ただ、β_2刺激薬などの気管支拡張薬は、自覚症状を改善しますが、ぜんそくそのものを治すわけではありません。呼吸が楽になるため、ともすると使いすぎに陥ります。しかし、決められた量や回数を超えて使っていると、肺や心臓に負担がかかります。必ず吸入ステロイド薬と併用します。

使いすぎると悪化する

気管支拡張薬は、「効いた」と感じても、病気としての炎症を治すわけではありません。使い方を守らないと、かえって健康に悪影響を及ぼします。

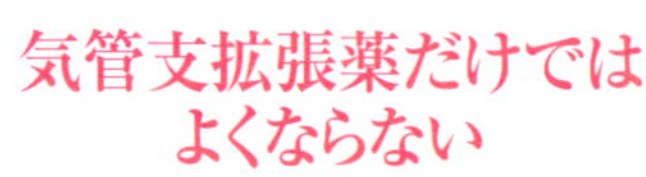
気管支拡張薬だけでは
よくならない

ぜんそくの炎症を治す吸入ステロイド薬と併用してはじめて、自覚症状にも炎症にも「よく効く」ようになります。気管支拡張薬だけを使うのは絶対にやめましょう。

使いすぎると副作用が強く現れる

β_2刺激薬は使えばすぐに呼吸が楽になります。そのため、使いすぎになりやすいので要注意。決められた量を超えて使っていると、動悸（どうき）、手のふるえ、頻脈などの副作用が強く現れてきます。

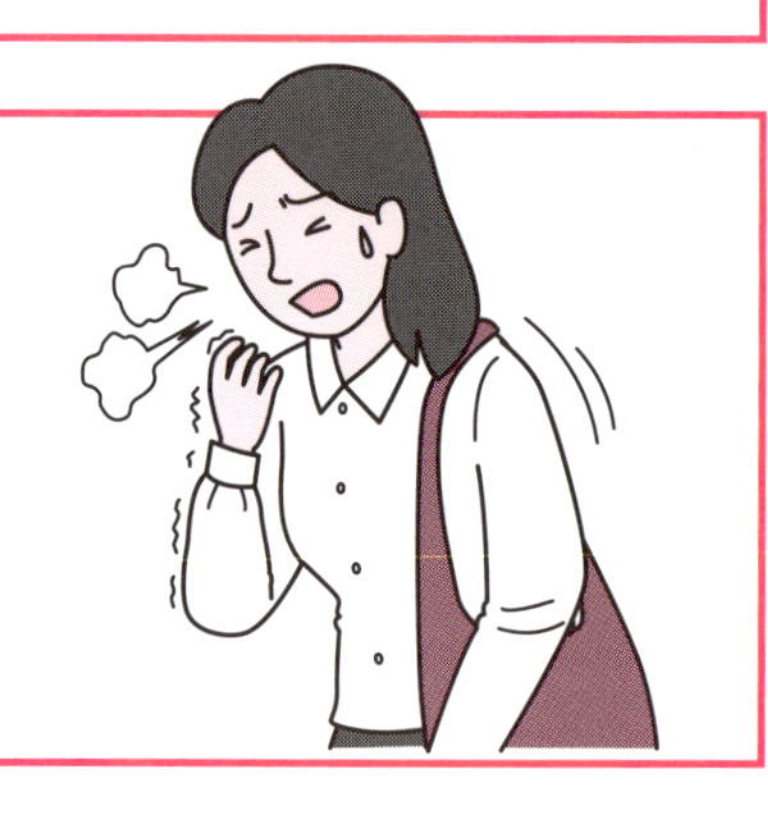

気管支拡張薬は主に3つの種類がある

もっともよく使われるのは $β_2$ 刺激薬です。重症度や、ほかの病気との兼ね合いで、ほかの種類の薬を組み合わせていきます。いずれも、予防用と発作止め用のタイプがあります。

$β_2$刺激薬

$β_2$ 刺激薬は、飲み薬、貼り薬、吸入薬の3種類があり、気管支拡張薬のなかではもっともよく使われています。吸入薬では副作用が現れにくいのですが、人によっては動悸や手のふるえなどが起こることがあります。

貼り薬は子どもやお年寄りに向いている

貼り薬は、吸入がむずかしい小さな子どもやお年寄りに向いています。副作用が現れたらすぐにはがして薬を中止できる手軽さもあります。

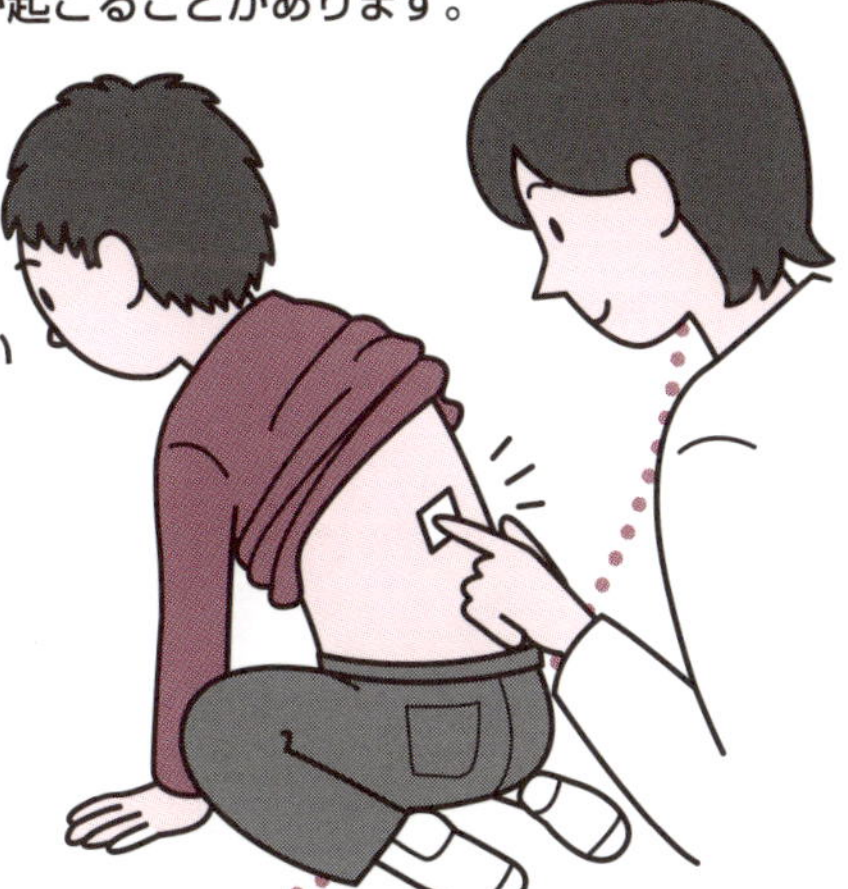

テオフィリン薬

気管支を広げるだけでなく炎症を抑える作用もあり、中等症以上の患者さんでしばしば発作止めとして $β_2$ 刺激薬と併用します（点滴）。
また、処方される飲み薬は、効果がゆっくり現れる「徐放剤」というタイプの予防薬。発作の起こりやすい時間帯に効果が出るよう、服用時間を調整して使われます。

抗コリン薬

気管支を収縮させる作用のあるアセチルコリンという物質の働きを抑えます。もともとはCOPDの治療薬で、ほかの気管支拡張薬では十分に効かないときや、COPDを併発しているときに使われます。

使うタイミング・回数を守る

発作止めの薬は、発作を予防する薬よりも即効性が高く、作用も強いものが処方されています。そのため、使い方を守らないと副作用が強く出るなどの危険があります。

発作止めはタイミングが大事

発作止めの薬の切り札は短時間作用性の β_2 刺激薬。効果を引き出すには使うタイミングを守り、使いすぎを防ぐためには使う回数を守りましょう。

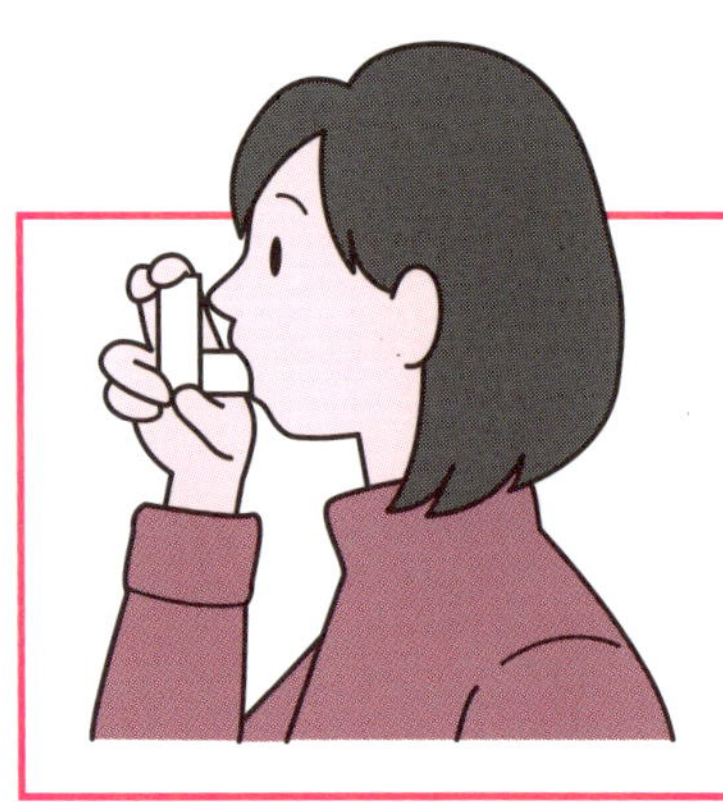

発作のサインを感じたらすぐに使う

β_2 刺激薬は、発作の起こり始めや、終わりごろには効果がありますが、発作が進行して症状が強くなってからでは十分に効きません。発作の予兆を感じたら、すぐに吸入しましょう。

回数を守って使いすぎない

短時間作用性 β_2 刺激薬は、10 分ほどで効果が現れます。まず 1 回吸入して 20 分間様子をみます。十分な効果がなければもう一度吸入し、その後 20 分おきに２回吸入します。

全部で４回吸入してもよくならないときは、それ以上使ってはいけません。４回目の吸入で、だいたい発作が始まってから１時間たっているので、ここで改善しなければ、すみやかに病院へ行きましょう。

これでも効かなければ病院へ！

1回目
20分
2回目
20分
3回目
20分
4回目

発作のタイプを知ると役立つ

アトピー型ぜんそくで、アレルゲンによる発作が起こった場合は、発作に波があり、症状が2回起こります。一方、かぜなど、アレルギー以外の原因で発作が起こったときは、発作の波は1回しか起こりません。

発作の波が2回ある場合は、薬の使い方が異なるので、発作の起こり方を知っておくと安心です。

すぐに発作が起こる

アレルゲンを吸い込むと、すぐに発作が起こります。このときには、気道の筋肉が収縮したり、粘膜がむくんだりする「即時型反応」による症状が起こります。

4～6時間後に再び悪化する

いったん症状がよくなっても、しばらくすると再び炎症が強くなり、粘膜のむくみがひどくなって、息苦しさが出てきます。これを「遅発型反応」といいます。

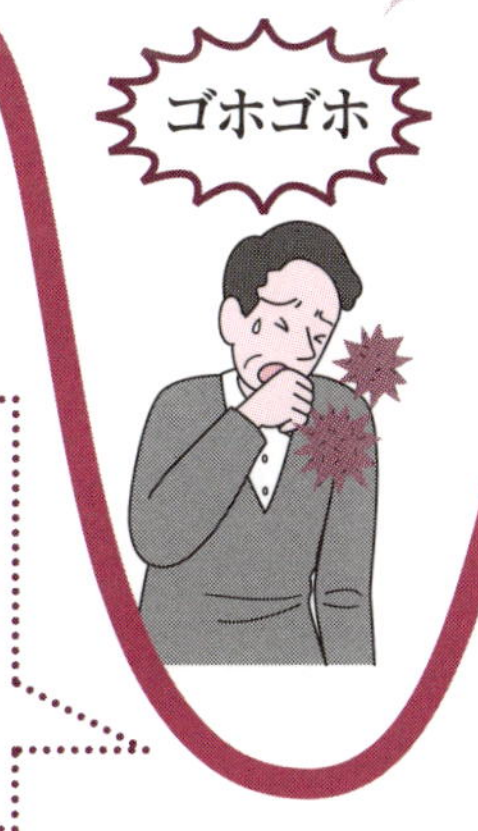

ゴホゴホ
ゴホゴホ
通常
呼吸機能
低い

β_2刺激薬が効く

筋肉の収縮を抑える働きのある β_2 刺激薬によって、症状が治まります。

吸入ステロイド薬が効く

炎症を抑える吸入ステロイド薬が効果を発揮します。β_2 刺激薬は粘膜の炎症には効かないため、2回目の波には効果が出ません。

処方薬では限界があることも

発作止めの薬は、ふだんのコントロール状況と、過去の発作の程度などを参考に、薬の種類や量を決めて、あらかじめ用意しておきます。そのため、実際の発作の程度と、処方された薬の強さが合っていない場合があります。

処方された発作止めの薬では症状を抑えきれないときは、想定していたよりも強い発作が起こっている可能性があるため、すぐに受診します。

受診前に使った薬は必ず伝えて

医療機関で治療するときは、患者さんの状態をみてβ_2刺激薬の吸入薬、テオフィリン薬やステロイド薬の点滴などが使われます。

このとき、受診前に使った薬が体内に残っていると、薬の使いすぎを招く危険があります。受診前に使った発作止めの薬の種類や量は、必ず医師に伝えましょう。

その他の薬

症状に合わせて使う薬がある

吸入ステロイド薬やβ_2刺激薬のほかにも、抗アレルギー薬や、ステロイドの飲み薬を使用することがあります。発作の予防、発作時に限定してなど、症状に合わせて使います。

抗アレルギー薬を併用するケースが多い

抗アレルギー薬は、アレルギー反応を抑える薬で、アトピー型ぜんそくの人に発作の予防薬としてよく併用します。非アトピー型ぜんそくでも効果を発揮する場合があるので、併用を検討します。

いろいろな種類があるうえ、人によって効く・効きにくいなどの差があります。ただ、ぜんそく自体は改善しない場合でも、アレルギー性鼻炎を抑えてかぜを防ぎ、ひいては発作を防ぐといった「援護射撃」が効く場合もあるので、時間をかけて効果を判定します。

そのほか、発作時に限って、ステロイドの飲み薬を使用することもあります。

ステロイドの飲み薬は「スパッ」と使う

ステロイドの飲み薬は、使うべきタイミングと、期間が決まっています。ズルズル迷ってタイミングを逸したり、ダラダラと使いつづけたりせず、「スパッ」と使います。

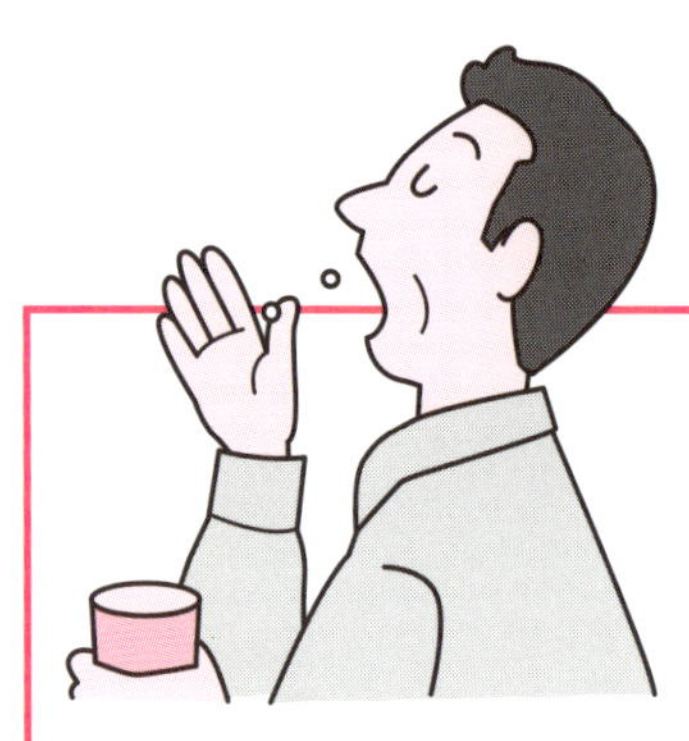

発作が起こりそうなときに「スパッ」と使う

発作が起こりそうなときに、早めにステロイドの飲み薬を飲んでおくと、症状が悪化するのを防ぐ効果が期待できます。

短期間で「スパッ」とやめる

ぜんそくの症状が重い患者さんでは、1週間ほどステロイドの飲み薬を使い、症状を安定させてから吸入薬に切り替える場合があります。ただ、例外的に長期間使う場合があり、医師の指示に従って徐々に薬を減らしていきます。

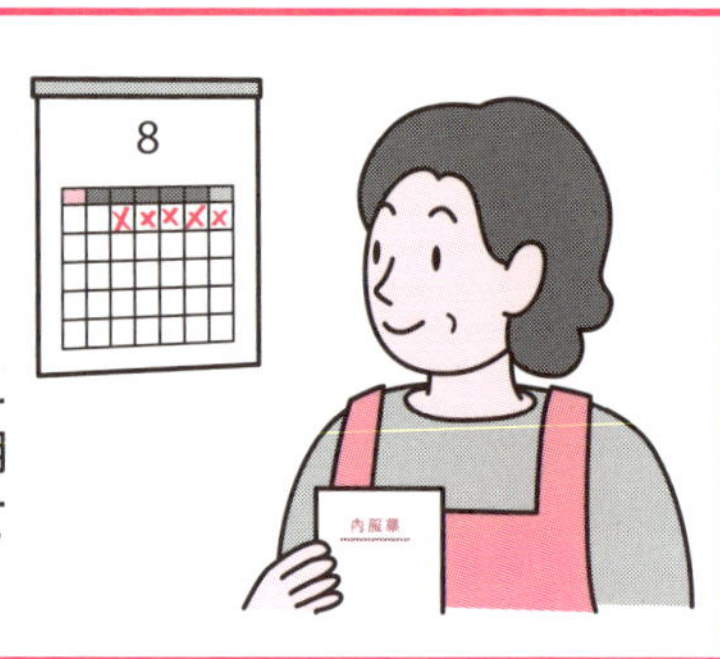
8
内服薬

抗アレルギー薬がよく使われる

抗アレルギー薬は、アレルギー反応に関係する物質の働きを抑えます。どんな物質をターゲットにしているかによって薬の種類がちがい、人によって効果の現れ方が異なります。

	ロイコトリエン受容体拮抗薬	メディエーター遊離抑制薬	ヒスタミンH_1拮抗薬	トロンボキサンA_2阻害・拮抗薬	Th2サイトカイン阻害薬
特徴	炎症を抑えるほか、気管支を広げる働きもあり、抗アレルギー薬のなかでは最もよく使われる。ほかの抗アレルギー薬にくらべて、即効性がある	アレルギー反応を促進させる物質が放出されるのを抑える。抗アレルギー薬の中で唯一、吸入薬がある	気道の収縮にかかわるヒスタミンという物質の働きを抑える。アレルギー性鼻炎やアトピー性皮膚炎でよく使われる薬	炎症を引き起こすトロンボキサンという物質がつくられるのを阻害し、働きを抑える	アレルギーにかかわるサイトカインという物質がつくられるのを抑える。アレルギー反応自体を抑える効果があり、アレルギーの病気で広く使われている
注意点	副作用はほとんどないが、血液を固まりにくくする抗凝固剤(ワーファリン)を飲んでいる人は、相互作用の危険があるので、ぜんそくの主治医に相談を	副作用はほとんどないが、発疹や食欲不振などが出ることがある	副作用として、眠気を起こすことがある。特に飲み始めの時期は注意が必要で、車の運転などに制限が出る場合もある	肝臓の障害や発疹、吐き気などの副作用が出ることがある。また、薬によっては子どもに使えないものがある	副作用はほとんどないが、まれに吐き気や発疹などが出ることもある

アレルギー反応を止める新しい薬が登場

最近、アレルギー反応そのものを抑える薬が登場しています。抗ＩgE抗体薬（オマリズマブ）。ＩgE抗体と結合して、ＩgE抗体がアレルギー反応を起こすのを防ぎます。

抗ＩＬ-5抗体薬（メポリズマブ）、抗ＩＬ-5受容体抗体薬（ベンラリズマブ）、抗ＩＬ-4／13受容体抗体薬（デュピルマブ）。ぜんそくの気道の炎症に関連するインターロイキンという物質に作用し、炎症が起こるのを防ぎます。

どれもアレルギー反応を抑え、ぜんそくを根幹から改善する可能性がある薬ですが、薬によって、二週間から二ヵ月の間隔で定期的に注射しなければならず、薬自体が非常に高価という難点があります。

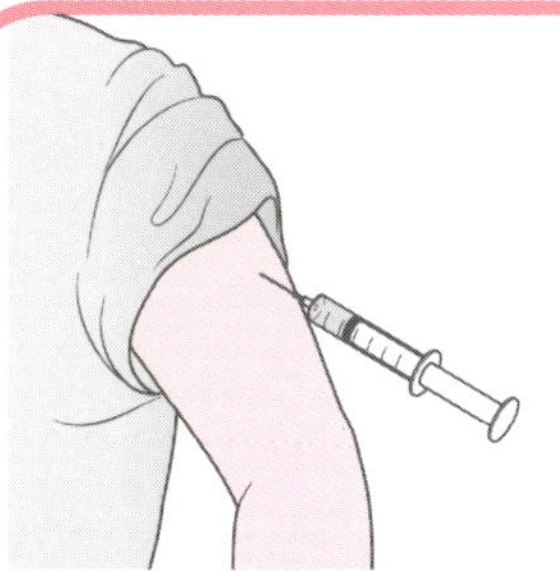
今のところ、従来の治療では効果が十分に得られない重症の患者さんが対象となる

薬との付き合い方①

習いつつ慣れる気持ちで向き合う

ぜんそくでは、使う薬の種類が多く、しかも発作を予防する薬と発作を止める薬を使い分けるなど、薬の管理も面倒です。薬を知ることはもちろん、慣れることも欠かせません。

あっと思ったらすぐ行動

「あっ発作が起こりそう！」と思ったら、すぐに発作止めの薬を使います。

周囲の人は、万が一に備えて、いつでも主治医や救急外来に連絡できるよう準備しておきましょう。

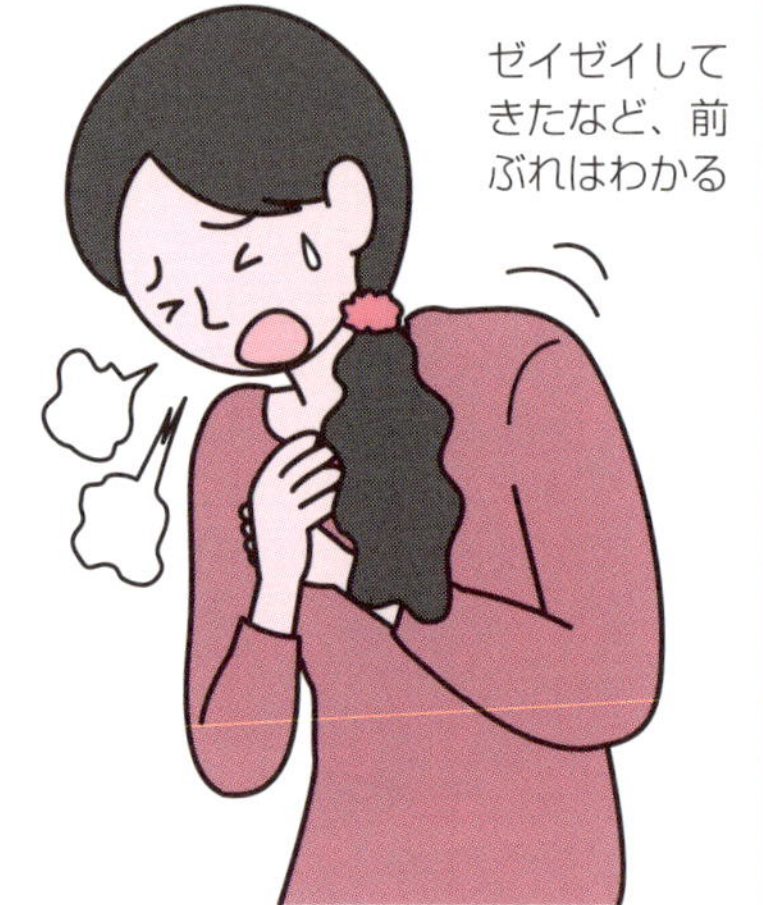

ゼイゼイしてきたなど、前ぶれはわかる

いつもの薬をしっかりと

発作を予防する薬（コントローラー）をしっかり使うことが、ぜんそくの症状をよくします。「継続は治療なり」の心がけでしっかり取り組みましょう。

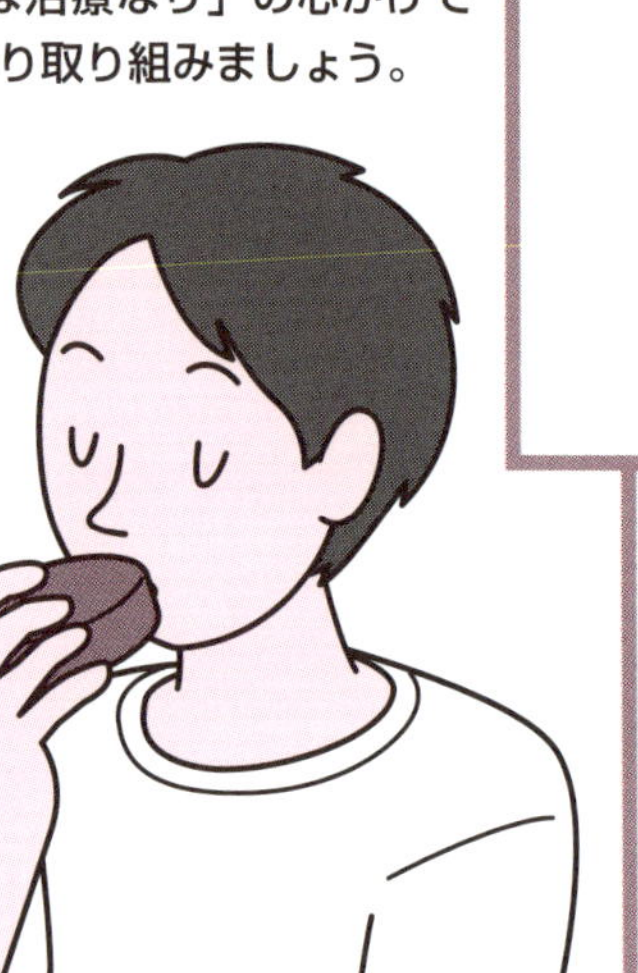

症状がないときこそ大切

知っておけばこわくない

どの薬がどのような効果を狙って使われているか納得できると、正しく使えるようになりますし、薬への抵抗感も減ります。「知は力なり」の気持ちで、治療に取り組みましょう。

ポイントをおさえて薬と付き合う

薬それぞれについて知っておくとともに、薬の作用・使うタイミングなどの「ここぞ」というポイントをしっかり守りましょう。

う っかり忘れにご用心

気づいて薬を使った時間をチェック

●使った時間をチェック

薬の吸入・服用を忘れたら、とりあえず１回分使い、次の薬の時間を調整します。薬を使う間隔はどのくらいあけておけばよいかなどを、前もって医師に確認しておきましょう。

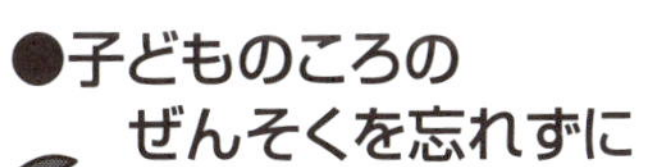

●子どものころの　ぜんそくを忘れずに

症状がなくなっていて、小児期にぜんそくだったのを忘れている人も。別の病気で、気管の収縮作用があるβ遮断薬を処方され、ぜんそくが再燃することもあるので気をつけて。

子どもが忘れていても、親は覚えていたりする。別の病気で処方された薬は説明書をチェックしよう

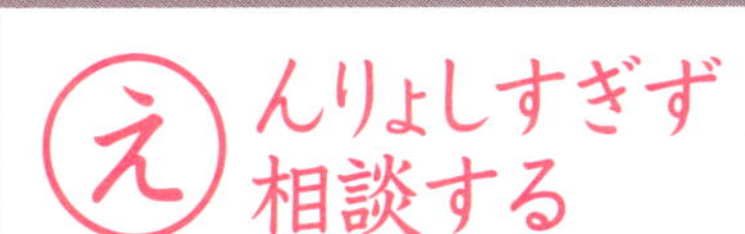

え んりょしすぎず相談する

薬についての疑問や不安、症状で気になることがあったら、医師に伝えましょう。「忙しそうだから」「今でもなんとかなっているから」という遠慮は、治療の質を上げるチャンスを逃すもと。時間が気になるなら、聞きたいことをメモにまとめて、医師にみせるのもよいでしょう。

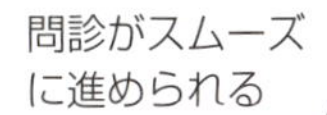

問診がスムーズに進められる

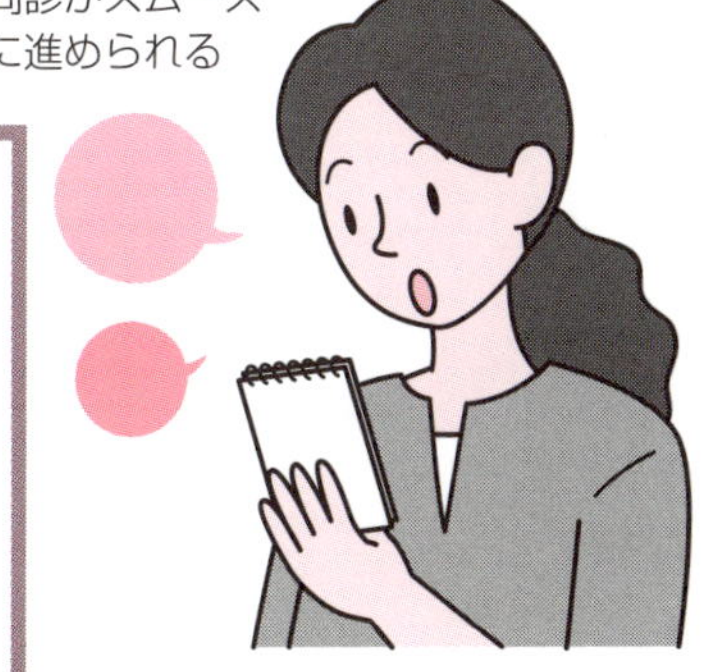

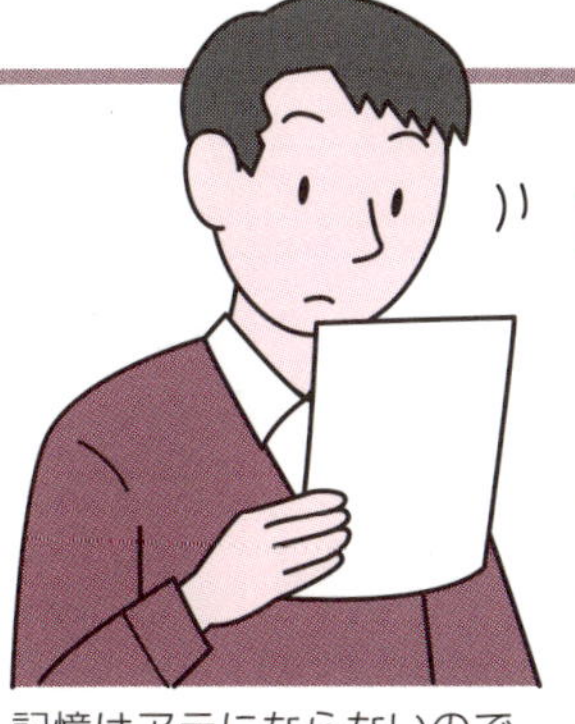

記憶はアテにならないので、記録しよう

お ぼえるよりもメモ・記録

診察は、調子のよい人なら１ヵ月に１回ほど。聞きたいことができたときに「覚えておこう」と思っていても、診察のときに忘れてしまっては意味がありません。質問やちょっと気になったことはメモやぜんそく日誌（82ページ参照）に書き留めておきましょう。

薬との付き合い方②

年齢ごとに注意しておきたいことがある

薬自体の作用は理解していても、自分の生活サイクルや体調が変わったために、薬への疑問や不安が出てくることはよくあります。心配なことは、きちんと解消しておきましょう。

長い付き合いだからこそ知っておく

年齢やライフステージでよく寄せられる疑問をみてみます。

子ども

学校生活上の注意点もある

体育の授業や部活などの運動、掃除当番、飼育委員など、アレルギーを悪化させる可能性のある活動があります。あらかじめ担任の先生と対応を相談しておきましょう。

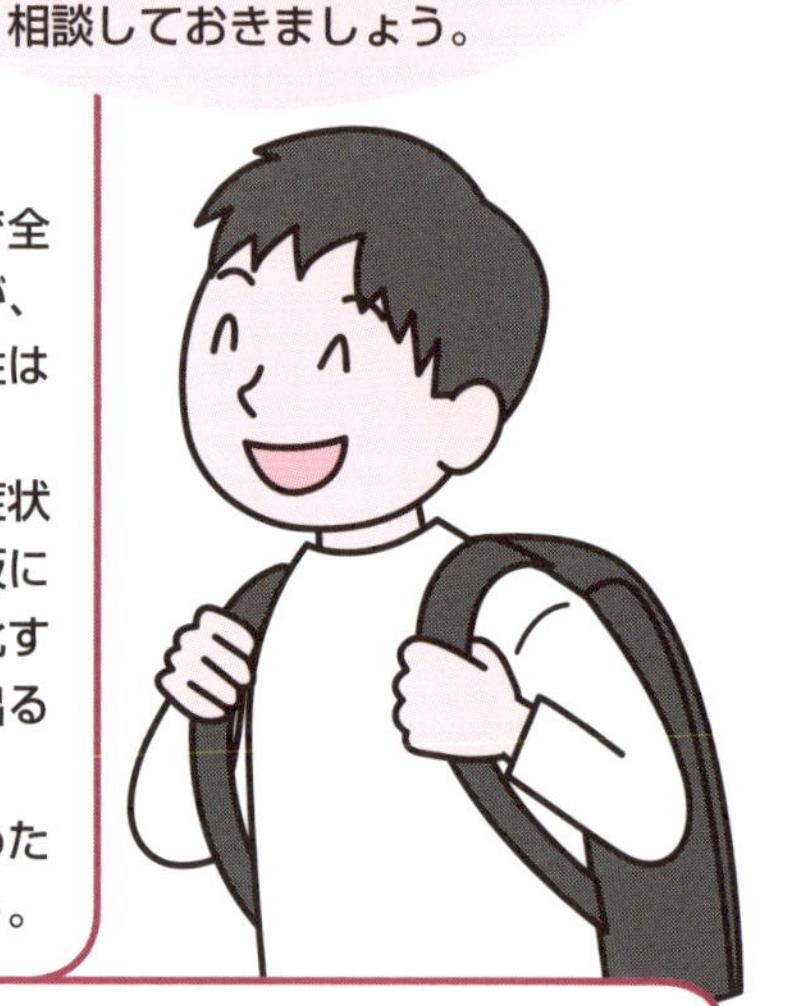

Q ステロイド薬の影響が心配です

A　大人の場合は、吸入ステロイド薬で全身の副作用が起こることはありませんが、成長期の子どもでは、影響が出る可能性はゼロではありません。

ただし、ステロイド薬はぜんそくの症状を抑えるのに欠かせない薬です。もし仮にステロイド薬を中断してぜんそくが悪化すると、呼吸困難から低酸素症の影響が出る危険があります。

勝手に薬を減らしたり、使うのをやめたりせず、主治医とよく話し合いましょう。

Q かぜで吸入できないとき、どうすればよい?

A　かぜはぜんそくの発作の誘因になるので、かぜのときほど、ぜんそくの治療はしっかりおこなうのが基本です。

のどが痛くて息を強く吸い込むことができないなど、吸入薬を使えない場合は、一時的に吸入薬を休み、飲み薬だけにします。のどの状態がよくなりしだい、吸入を再開し、次の診察のときには必ず医師にそのことを報告しましょう。

長く使うことへの心配ごとは多いもの

たとえば、薬の飲み合わせでも、かぜ薬や胃腸薬など、一時の症状で飲むものと、生活習慣病で長く使う薬とでは、「飲み合わせ」といっても心配なことはまったく違うでしょう。そのときどきで気になることが変わるのは当然のこと。医師や薬剤師に聞いて、納得して薬を使うようにしましょう。

成人

Q 薬を使っているとき、妊娠しても大丈夫？

A　吸入ステロイド薬やβ_2刺激薬は妊娠中に使用しても安全だといわれています。むしろ、妊娠中に発作をくり返すと、低体重児のリスクが高くなるため、吸入薬による治療をしっかりおこなうほうが重要です。

ただ、抗アレルギー薬は中断・変更が必要です。

また、妊娠をきっかけに症状が変化する場合もあります。妊娠を希望する場合は、まずしっかり治療に取り組み、ぜんそくをよい状態にしておくのがベスト。妊娠を希望することを率直に医師に伝えて、注意点などを確認しておきましょう。

Q 結婚を考えているけれど、遺伝が心配

A　ぜんそくは体質が関係する病気なので、遺伝の影響はないとはいえません。両親のどちらかがぜんそくの場合、子どもがぜんそくを発症するリスクは3〜5倍高くなるといわれています。逆に、両親にぜんそくがなくても、子どもにぜんそくが出ることもあります。あまり心配しすぎないようにしましょう。

身近な人にぜんそくについて知ってもらう

パートナーにぜんそくを理解してもらい、治療や生活上の注意にいっしょに取り組んでもらうことが欠かせません。

高齢者

ぜんそくが慢性化したりほかの病気を伴いやすい

リモデリングが進み、ぜんそくが慢性化するほか、COPDを伴うようになるなど、治療がむずかしくなるケースが増えてきます。

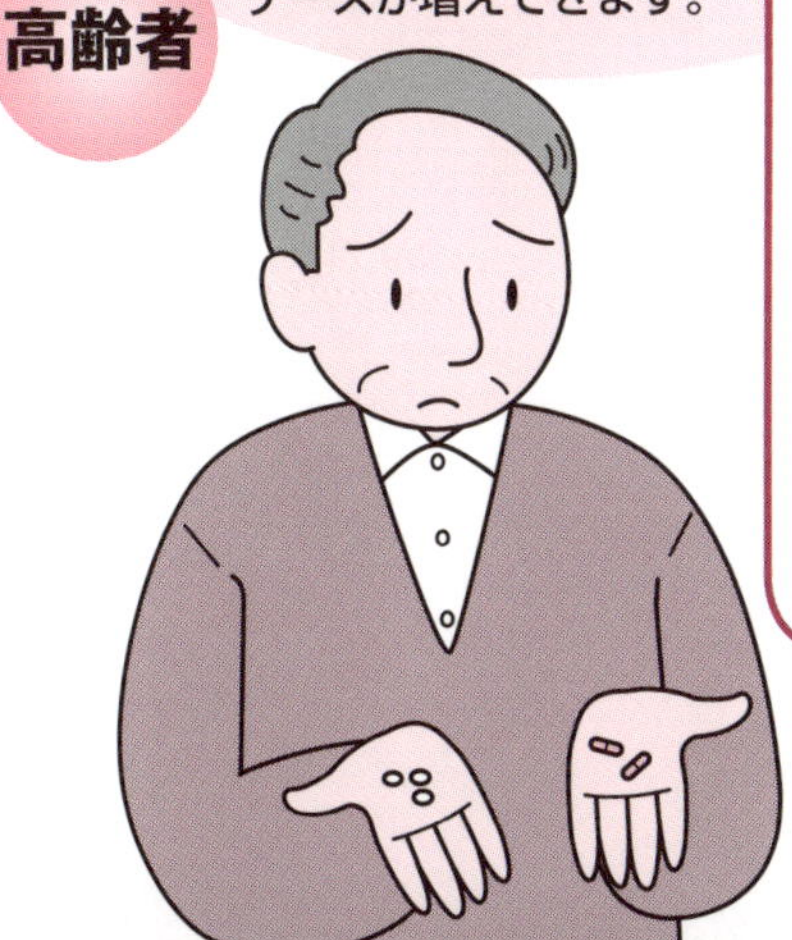

Q ほかの病気で薬が増えた。薬の飲み合わせは大丈夫？

A　ぜんそくの薬で、ほかの薬と飲み合わせが悪いものはあまりありません。

ただし、ぜんそくの患者さんは、高血圧や不整脈、心臓病、緑内障などで処方されることの多い「β遮断薬（しゃだんやく）」には注意が必要です。患者さんのなかには、「目薬なら大丈夫」と思い込んで、眼科でぜんそくのことを伝えず、点眼薬でβ遮断薬が処方されることがあります。点眼薬でも副作用を起こすことがあるので、注意してください。

COLUMN

減感作療法はどのくらい効果があるの？

アレルギー性鼻炎でよく行われる治療法

減感作療法とは、アレルギーを引き起こすアレルゲンの成分を、ごく微量ずつ体内に入れて徐々に体を慣れさせ、アレルギー反応をやわらげる治療法です。

アレルギー性鼻炎の治療でよくおこなわれていて、約七〜八割の患者さんで薬を減らすことができるとされています。しかもその効果が長い間続くというメリットもあります。

以前は一ヵ月に一回注射する必要がある負担の大きい治療法でした。しかし最近、薬を口の中に入れて舌の下の粘膜から吸収させる「舌下(ぜっか)免疫療法」が登場し、治療を受ける人が増えています。

アレルギー以外の要因は改善できない

ぜんそくとアレルギー性鼻炎を併発している患者さんでは、アレルギー性鼻炎の減感作療法で、ぜんそくの症状も改善するといわれています。ぜんそく自体の治療としても、今後減感作療法が広がることが期待されています。

ただし、ぜんそくはアレルギー以外の要因でも発作が起こることがあります。減感作療法をしても、ぜんそくの治療は続ける必要があることを忘れないようにしましょう。

5

発作を起こさない 生活のコツ

疲れをためない、かぜをひかないといった体調管理が、
ぜんそくの発作予防には欠かせません。
治療のためと考えるとおっくうですが、
「健康のため」と考えて、自分の体と仲良くなりましょう。

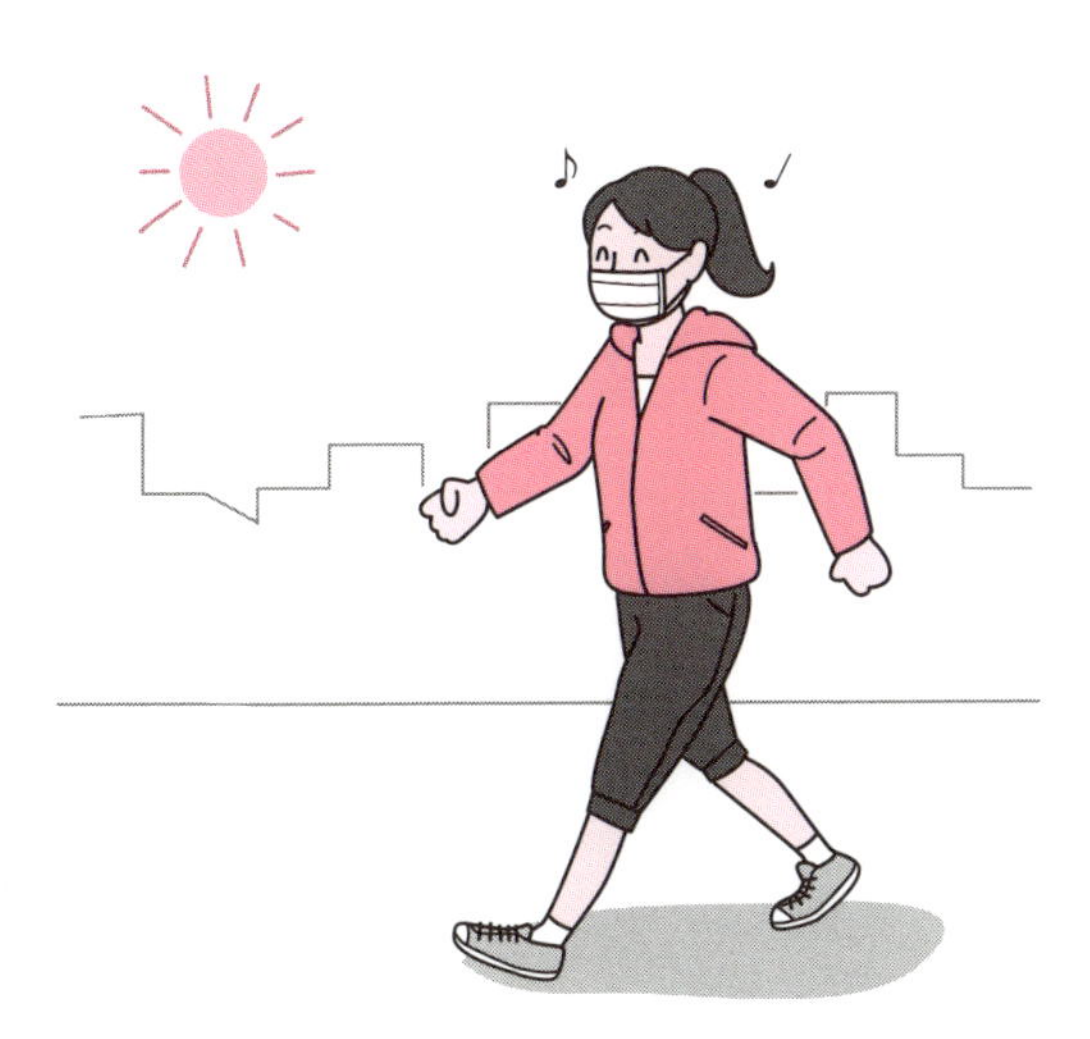

ぜんそく日誌

記録からみえてくることは多い

ぜんそくの治療の強い味方のひとつとなるのが「ぜんそく日誌」と「ピークフローメーター」です。どちらも、自分の症状をふり返って、客観的に見直すのに役立ちます。

メモから始めてみよう

ぜんそく日誌は治療にも自己管理にも役立つ……とわかっていても、毎日となるとおっくうに感じる人が多いでしょう。まずは、ひと言メモをすることから始めましょう。小さな一歩でも、毎日続けることで慣れてきます。

最初はスケジュール帳から始めても

「自分は三日坊主だ」と自覚している人は、スケジュール帳にぜんそくの症状と薬の使用状況をメモすることから始めます。「少し息切れがした」「夜せきが出た」など、ひと言でかまいません。自分の行動と体調の波がみえるようになります。

慣れてきたら「ぜんそく日誌」にチャレンジ

メモをつける習慣がついたら、「ぜんそく日誌」としてその日の天候や気温、ピークフロー値などを記録します。好きなノートを使ってもよいでしょう。医療機関などで配布されているフォーマットを利用する方法もあります。

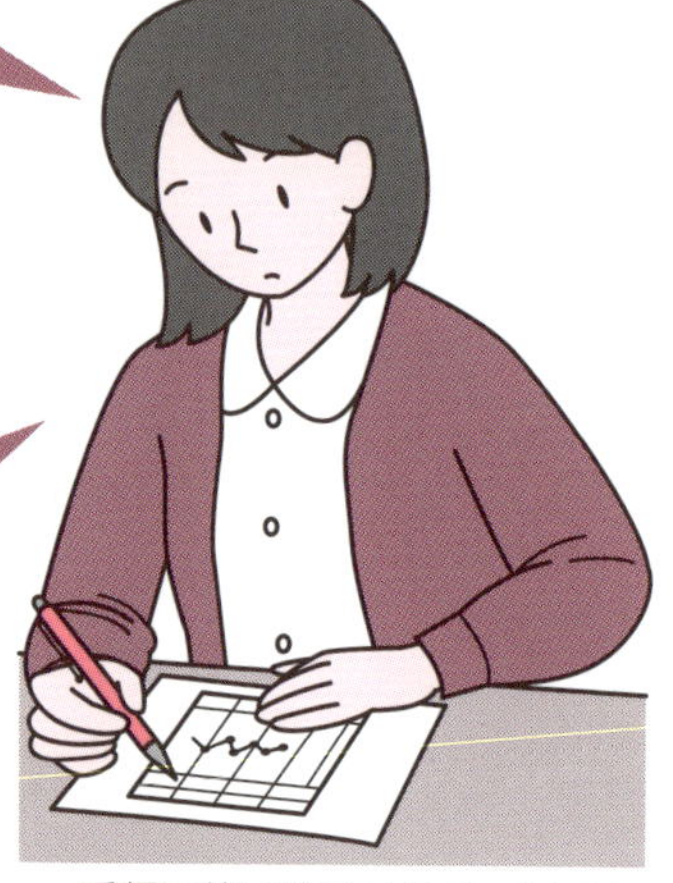

手軽で使いやすいうえ、いつも持ち歩くものなので忘れにくいというメリットも

自己管理のためにできることはたくさんある

ぜんそく日誌は、天候や症状、体調、薬の使用状況などを記録するものです。続けていると、自分の状態を客観的にみることができます。診察時にみせると、症状の変化などを医師にくわしく伝えることができます。

ピークフローメーターは、呼吸機能を数値でとらえられるため、自分では息苦しさなどを感じない段階の呼吸機能の低下がわかるなど、悪化の兆しや発作の前ぶれを早めにキャッチできます。

症状の重い人や、コントロールが不十分な人に医師がすすめるケースが多いのですが、使ってみたい人は、医師に相談しましょう。

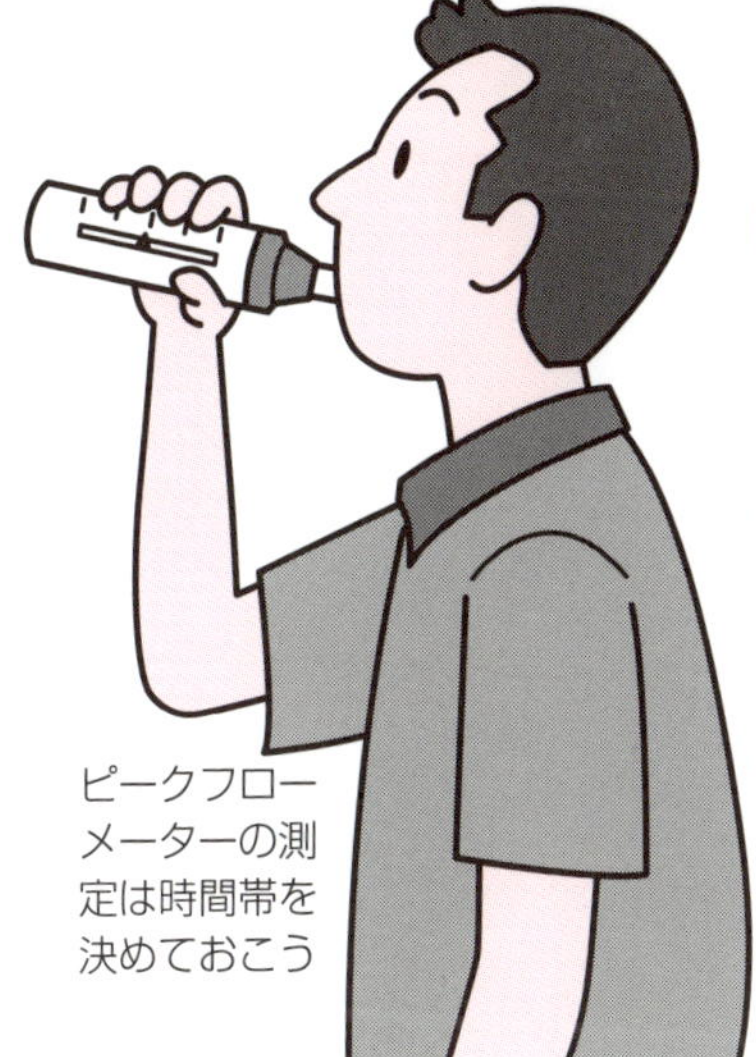
ピークフローメーターの測定は時間帯を決めておこう

ピークフローメーターで状態をつかむ

ピークフローメーターは、患者さんが自宅で使用できる簡単な検査機器です。高血圧の患者さんが自宅で血圧を測定するように、ぜんそくの患者さんは、ピークフローメーターで自分の気道の状態を知っておきましょう。

呼吸の状態が数値でわかる

ピークフローメーターで、朝と夜の２回計測します。自覚症状がなくても数値に現れるため、症状の変化をいち早くキャッチできます。また、薬の効果や日常生活の配慮の影響がわかりやすく、まじめに取り組めば数値が上がり、意欲を高めるというメリットもあります。

▼ぜんそく日誌記入例

日付	11/1	2	3	4	5	6	7	8	9
天候	晴	雨	雨	くもり	くもり	晴	晴	くもり	くもり
備考	通常通り	吸入回数を2回に増やす	吸入を増やす	吸入を増やす	吸入回数を戻す	通常通り	通常通り	通常通り	通常通り

ピークフロー（ℓ／分）
710（100%）
570（80%）
430（60%）
グリーンゾーン
イエローゾーン
レッドゾーン

3つのゾーンで危険度を考える

ピークフローメーターで測定した数値は、ぜんそく日誌に記録します。その際、年齢や性別、身長から割り出した基準値を100%として、基準値の80%以上を「グリーンゾーン（安心）」、60～80%を「イエローゾーン（注意）」、60%以下を「レッドゾーン（危険）」とします。測定したときの数値がどのゾーンに該当するかで、ぜんそくの状態を判断します。数値がイエローゾーン、レッドゾーンに入ったときや、朝夕の差が20%以上あるときは、症状がなくても受診する、薬を増やすなど、早めに対応しましょう。

前ぶれを知る

発作の前の小さな変化をキャッチする

ぜんそくの発作が起こる前には、前ぶれとしてちょっとした変化が現れます。ふだんから自分の体調に気を配っていると、小さな前ぶれにも気づきやすくなります。

発作の起こりやすい時期をつかむ

自分を取り巻く環境や、体調が大きく変わったときに、ぜんそくの発作が起こりやすくなります。

体に起こる変化

●月経 ●睡眠 ●急な運動

睡眠中はホルモンバランスが変わったり、気道を収縮させる副交感神経の働きが高まるため、発作が起こりやすくなります。また、女性では月経前に症状が重くなり、月経が始まると軽くなる人がいます。

病気などの体調の変化

●上気道感染症(かぜ) ●過労 ●飲酒

かぜや疲労は気道の炎症を悪化させるため、発作のきっかけになります。飲酒は、体内でアレルギーに関係する細胞を刺激します。

環境の変化

●天候 ●季節の変わり目

低気圧が近づくと症状が出やすくなるなど、天候とぜんそくは密接な関係があります。

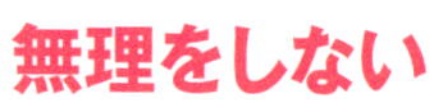

無理をしない

自分にとっての危険因子がわかったら、それに合わせて体の調子を整えるなど対応します。

知っておけば対処できる

発作のきっかけは「かぜ」や「疲れ」など、意外なほどささいなことがあります。「悪天候」など、自分の力だけではどうしようもない場合もあります。

きっかけが起こることを避けられなくても、体調を整えておけば、

発作の直前の予兆をつかむ

発作が起こる前には、ちょっとした体の変化がしばしば起こります。自分の体の声に耳を澄ませて、小さな変化を見逃さないようにしましょう。

子どもの場合

●グズグズして機嫌が悪くなる
●落ち着きがなくなる
●なみだ目になる

自分の症状を言葉で的確に表現できない子どもは、「いつもと違う」様子が発作の前ぶれのことがよくあります。

＋

大人の場合

●のどから胸にかけてムズムズする、違和感がある
●空ぜきが出る ●微熱が出る
●鼻水やくしゃみが出る

意識していないと見逃してしまうようなサインも多いので、気をつけましょう。ときに「息切れがする」のを前ぶれだと思っている人もいますが、「ゼイゼイする、息切れがする」のはすでに発作の始まりです。

●ピークフローメーターの数値が急に20%近く落ちる

ピークフローメーターの数値が、1日のうちで大きく変動するときは、気道の過敏性が増したり、気道が急速に収縮している可能性があります。

すぐに休んで薬を使う

前ぶれを感じたら、そのときにしていることを中断して、とにかく休息をとりましょう。ごく軽い発作なら、それだけで改善する場合があります。

また、発作を止める薬（発作治療薬）を早めに使って発作の勢いをやわらげます。

発作を防いだり、重症化を防いだりできます。さらに、体調管理をしっかりしておくと、かぜを防ぎ、疲れをためにくくなるというよい循環ができてきます。

また、きっかけに注意していれば、発作の前ぶれに気づくことができ、早めの対処に役立ちます。ささいな変化が多いのですが、何度か経験するうちにキャッチできるようになります。

危険因子を知る

自分にとっての誘因を知れば避けられる

自分のぜんそくの誘因をすでに知っている人は多いでしょう。大事なのは、それを自分の生活にどのように生かすか。「過労はいけない」ではなく、「疲れないためにどうするか」を考えましょう。

大きなぜんそく発作の誘因は3グループ

命にかかわるぜんそく発作の誘因を調べたところ、大きく3グループになりました。

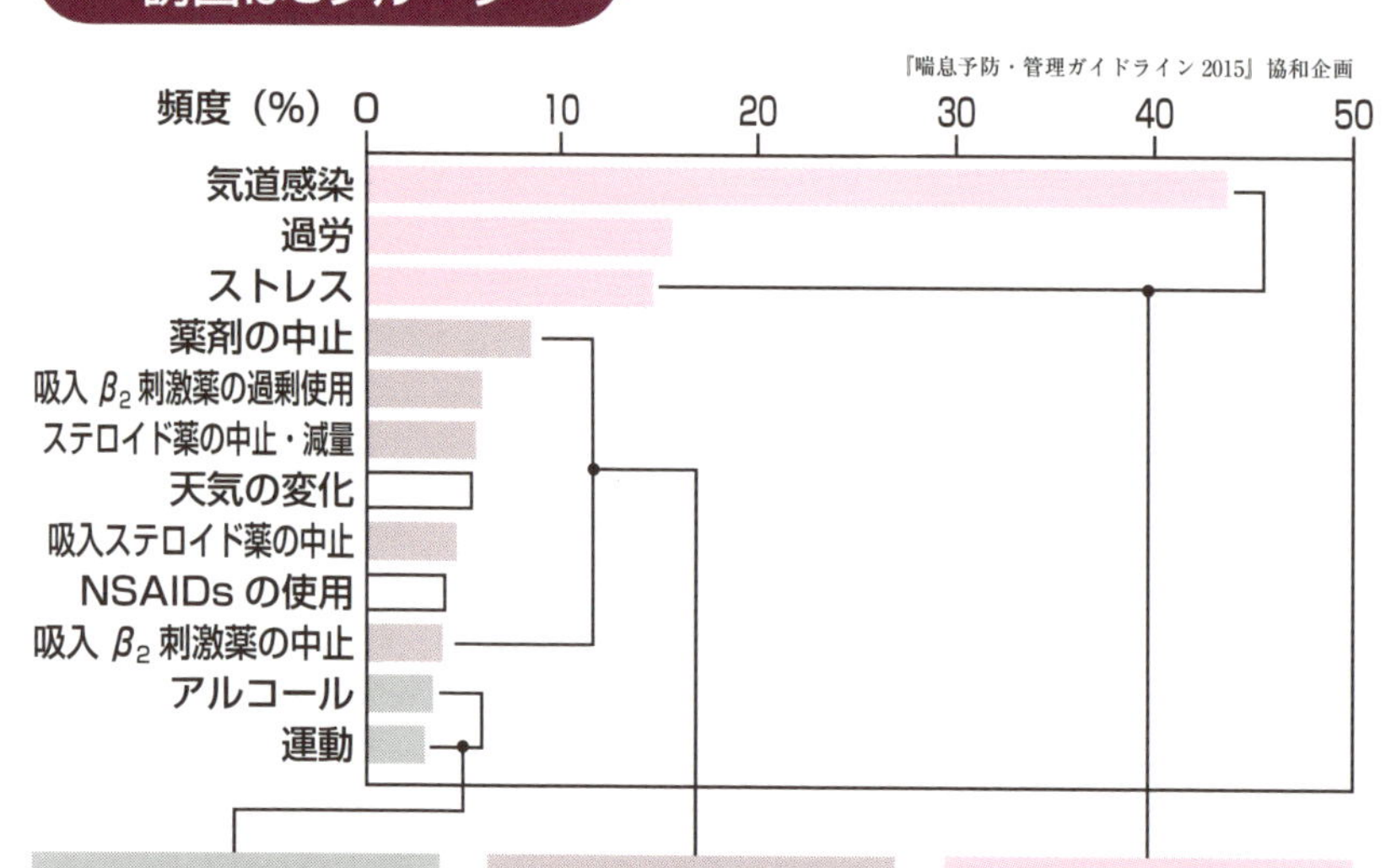

『喘息予防・管理ガイドライン2015』協和企画
頻度（%）
0
10
20
30
40
50
気道感染
過労
ストレス
薬剤の中止
吸入 β_2 刺激薬の過剰使用
ステロイド薬の中止・減量
天気の変化
吸入ステロイド薬の中止
NSAIDs の使用
吸入 β_2 刺激薬の中止
アルコール
運動

不摂生

アルコールや運動は適切に付き合えばストレス解消や体力アップというよい面があるが、発作を招くのは適切でないことが原因

油断が命取りにも

「このくらいなら大丈夫」という油断が、発作を招きます。アルコールは飲み方に注意(92ページ参照)、運動は治療を徹底することが欠かせません（96ページ参照）。

薬の誤った使い方

薬の種類別に分けているが、薬に関する項目をすべて合わせると、気道感染に次いで多い誘因

不安なことは徹底的に解消を

薬を勝手に中断したり減らすのは、薬の大切さやぜんそくのメカニズムを理解していないため。納得して薬を使えるよう、疑問や不安は、医師に相談を。

かぜ・疲れ・ストレスが3大誘因

誘因トップ3は、気道感染と心身の疲労。かぜと気管支炎・肺炎などの下気道感染を合わせた気道感染がずば抜けて多い

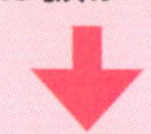

体調管理が非常に大事

無理をせず、疲れをためないこと。大事ですが、じつは漠然としていて守るのがむずかしいことです。自分の生活を細かく見直しましょう。

自分はどうか考えてみる

知識として知るだけでなく、自分の行動パターンや発作が起こった状況をふり返ってみましょう。そのうえで、予定を立てるときに、対策をとる習慣をつけましょう。

疲れをためない

仕事で疲れることには目が向きやすいのですが、プライベートの予定は、楽しさにまぎれて疲れに気づきにくいので要注意。「外出やイベント＝疲れ」であることを忘れずに。

薬のことは必ず医師に報告する

薬の使用状況は正直に医師に伝えましょう。副作用をこわがって、使用を少なくしていることを言わない人もいますが、ほんとうにこわいのはぜんそくの発作です。

納期前で忙しいから、この週末には予定を入れないでおこう

無理をしない

予定が立て込んでいるときは、思い切ってキャンセルする勇気をもって。

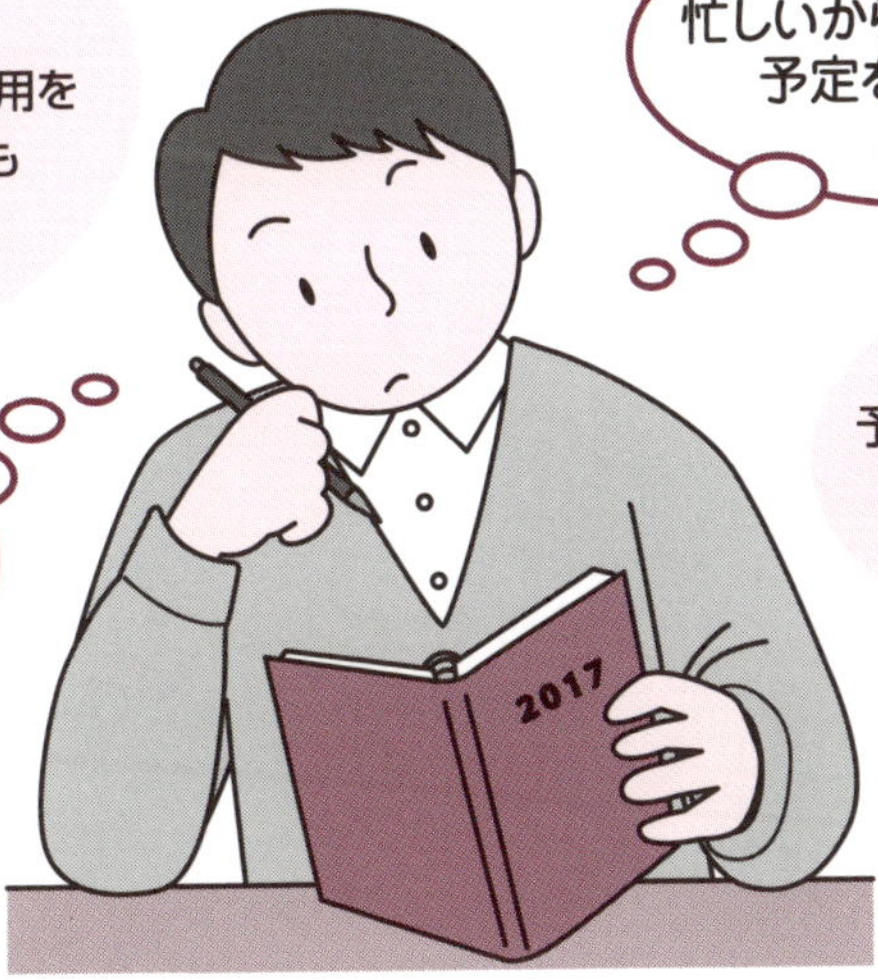

ここのところ忙しくて薬を増やす日が増えているから、次の診察で先生に相談しなきゃ……

2017

食事の誘いが来ているけれど……この週はほかの予定もあるし、またにしようかな

「忙しいときは予定を増やせない」「薬はぜんそく治療に重要」といったことを、家族や身近な人にも伝えておくとスムーズ

薬のなかで、β_2刺激薬だけは使いすぎになりやすい

大きな発作が起こったきっかけのなかでも、ぜんそくの薬の使い方は大きな誘因です。

ほとんどのケースで、薬を勝手に減らしたり、使うのをやめたりするなかで、β_2刺激薬だけは「使いすぎ」が大きな発作を招いている点は見逃せません。体調管理とともに、薬の正しい使い方をもう一度見直しましょう。

たばこは発作が起こりやすい下地をつくる

たばこは呼吸器には百害あって一利なし。たばこの煙に含まれる有害物質が気道の粘膜を刺激し、炎症を悪化させます。たばこを吸っていると吸入ステロイド薬の効果が低いこともわかっています。

たばこは発作の直接の要因にはなりませんが、薬の効果を下げ、発作が起こりやすい状況をつくります。ぜんそくのある人は、絶対に禁煙しましょう。

かぜをひかない

マスク・手洗い・予防接種を欠かさない

「かぜは万病のもと」といいますが、ぜんそくでは、特に注意が必要な病気です。対策を立てるとともに、体力をつけて、かぜをひきにくい体づくりを心がけましょう。

「つみ重ね」で対策を

かぜ対策は、決定打こそありませんが、すぐできることばかり。今日から取りかかってください。

ふだんから

手をよく洗う

外から帰ったときや食事の前には、手を洗ってウイルスや細菌を洗い流します。手の平を軽くすすぐだけでなく、手の甲、指の間、手首まで、石けんをよく泡立ててしっかり洗います。

うがいをする

口や鼻から入ったウイルスは、のどの粘膜から体内に侵入します。手洗いのあとは、ガラガラうがいをしましょう。予防には水で OK。うがい薬を使う必要はありません。

体力をキープ

体力が落ちているとかぜをひきやすくなります。かぜ予防のためにも、ぜんそくの悪化を防ぐためにも、無理や不摂生はやめましょう。

予防接種は流行期前にすませる

インフルエンザの予防接種は、たいてい 10 月から受けられます。予防接種をしてから十分に免疫がつくまでしばらく時間がかかるため、流行期前に接種をすませておきましょう。

習慣化して無理なく続ける

ほとんどのかぜは、ウイルスや細菌が手を介して口から入ることで感染します。手洗いやうがいで手やのどについたウイルスを洗い流すのは、ちょっとしたことですが、もっとも有効な予防策です。

かぜのなかでも感染力が強く、症状も重くなりやすいインフルエンザのシーズンには、特に手洗い・うがいが強調されますが、かぜは一年中いつでもかかる可能性があります。ふだんから手洗い・うがいを心がけ、習慣づけておきましょう。

また、かぜを早く治すために、ふだんから体力をつけておくことも欠かせません。

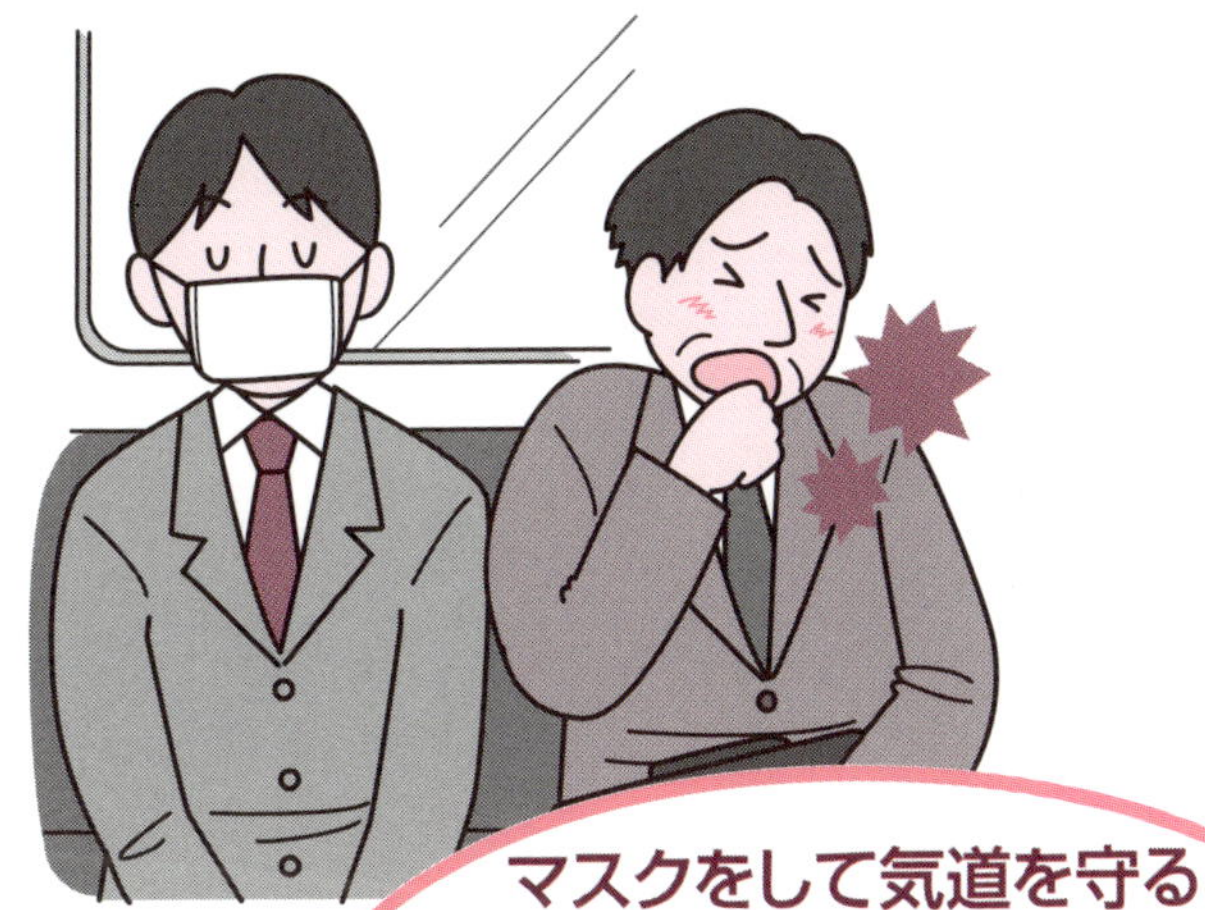

流行期には

マスクをして気道を守る

流行期に人込みに出かけるときには、マスクをつけましょう。空気中のウイルスを吸い込みにくくします。また、冬の乾燥した空気から気道を守る効果もあります。

換気も忘れずに

冬はつい換気を怠りがちですが、室内のウイルスや細菌を追い出すためにも、こまめに換気しましょう。ただ、窓を全開にして一気に空気を入れ替えるなど、急激に室温が下がるような換気は避けて。

かかったときは

市販薬に頼らず、受診するのがベスト

かぜをひいたときは、安易に市販薬を使うのは避けましょう。市販のかぜ薬には、アスピリンや、NSAIDs などの解熱鎮痛薬が含まれているものが多いためです。また、インフルエンザは、薬を早めに使わないと効果が得られません。かぜで症状がひどいときは早めに受診します。

ぜんそく治療も忘れずに

かぜやインフルエンザでつらいときは、ぜんそくの薬を使うのをおっくうに感じるかもしれませんが、発作の危険が高いかぜのときこそ、ぜんそくをしっかりコントロールしましょう。

のどが痛くて吸入できないときは一時的に飲み薬にしてもいい

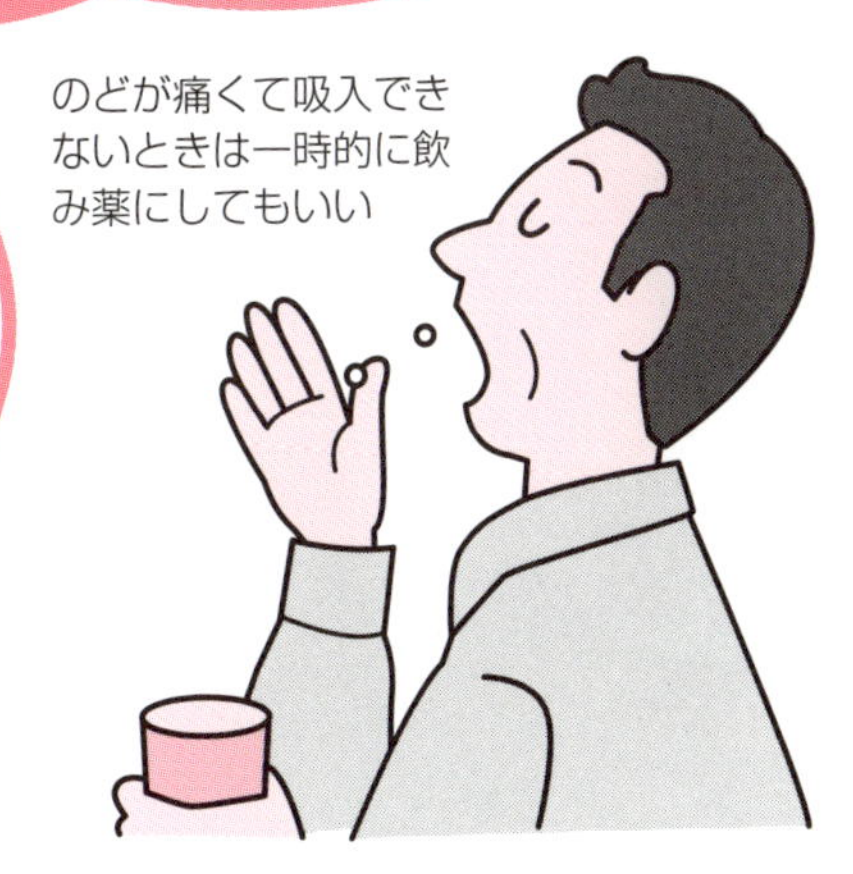

生活サイクル

ストレスが体に出るタイプだと認める

ぜんそくがあると「自分はストレスに弱い」と感じがちですが、そうではありません。強いストレスは誰にとっても悪影響を及ぼすもの。ぜんそくでは、それが発作という形で現れるだけなのです。

避けられるストレスは多い

ストレスは受け取り方で強さが変わるもの。ぜんそくの患者さんが抱え込みやすいストレスを軽くするのは、いい意味での開き直り――割り切ることです。

仕事や家事

仕事や家事は毎日のことですが、ぜんそくの患者さんは調子のよいときと症状のあるときで、できる量に差が出ます。そのため、周囲の人に「サボっている」「気分屋」などと誤解されやすく、それがストレスのもとに。

開き直って！

周囲に思いきって伝えていく

持病をオープンにするのは勇気のいることです。でも、ぜんそくを隠していると、症状が出たときにかえって周囲に迷惑をかけるおそれがあります。ぜんそくで体調に波があることや、定期的に通院する必要があることを、あらかじめ周囲に伝えておきましょう。

誰にでもストレスはある

ストレスほど、防ぐのがむずかしいものはないでしょう。

ストレスと聞いてすぐに思い浮かぶのはプレッシャーや強い緊張などの精神的ストレスですが、体の疲れや強い痛みなども、ストレスの一種です。生活のなかで、完全にストレスを防ぐことなどでき

「ぜんそくである」ことが重荷

発作を防ぐための注意点や、薬を長期間使うなどは、生活上の制限になりやすく、ストレスに感じる人が多いもの。また、発作を心配するあまり、制限しすぎている場合も少なくありません。

開き直って！

治療に取り組む

ぜんそくは、適切な治療で改善します。まずは治療にしっかり取り組みましょう。薬を十分に、適切に使うと、今までできなかったことができるようになります。どこまで改善するかは個人差がありますが、「できるようになった」ことに目を向けてください。

疲れもストレスになる

仕事で忙しくても、おもしろくてやりがいのある内容なら、ストレスは感じないかもしれません。しかし、残業で寝不足の状態が長く続くなど、気づかないうちに疲れがたまっていると、それが体へのストレスとなってしまいます。

開き直って！

あまり無理ができないことをきちんと伝える

疲れがたまると発作が起こりやすくなることを伝え、忙しいときはほかの人に手伝ってもらったり、業務の配分を見直してもらいましょう。助けてもらって心苦しいと感じるなら、調子のよいときには、ほかの人を積極的に手伝うようにします。

ないのです。

ただ、ストレスを減らしたり、軽くしたりすることはできます。重要なのは、ためないこと。受け止め方を変えたり、少し開き直ることで、ストレスを軽くしていきましょう。

治療がストレスを減らす

ぜんそくの患者さんのなかには、ぜんそく自体がストレスとなって、やりたいことをあきらめたり、必要以上に生活を制限したりするケースがよくあります。

ぜんそくのストレスを軽くするには、まずなによりも治療に取り組むことです。

治療が軌道に乗って症状が軽くなれば、「症状が気になる、心配になる」というストレスが軽減されるはず。調子がよくなれば、今までがまんしていた旅行や趣味を楽しむ余裕が生まれ、ストレスを発散できるという、よいサイクルが生まれます。

食事のポイント

せきの出やすい食べ物・飲み物がある

食べ物・飲み物で注意が必要なのが、アルコールと食物アレルギー。食物アレルギーは、アレルゲンによって制限する食べ物が異なりますが、アルコールはすべての患者さんで注意が必要です。

アルコールは意外とこわい

日本人はアルコールを分解する酵素の働きが弱く、ぜんそくの患者さんの半数以上がアルコールによる発作を起こす危険があるといわれています。アルコールを飲むのは症状がコントロールされていて体調がよいときに限り、適量をたしなむ程度にしておきましょう。

アルコールが肝臓で分解される

飲んだお酒は腸から吸収され、肝臓で分解されます。この過程で、アセトアルデヒドという有害物質がたくさんつくられます。

アセトアルデヒドを分解する酵素が少ないと……

アセトアルデヒドが体内にたくさん残る

アセトアルデヒドは、分解酵素の働きで酢酸(さくさん)という無害な物質に分解されますが、これが滞ると、体内にアセトアルデヒドがたまります。

肥満細胞を刺激する

アセトアルデヒドは、肥満細胞（炎症にかかわる細胞の一種）を刺激します。

限界を超えると……

発作が起こる

アセトアルデヒドの刺激に耐えられなくなると、肥満細胞がヒスタミンを大量に放出します。すると、気道の粘膜がむくみ、発作を起こします。

健康食3ルールは、ぜんそくにもよい

ぜんそくに悪いからではなく、健康によいから、と考えて食事を見直しましょう。

アクの強いものをとりすぎない

タケノコやナス、ホウレンソウ、ヤマイモ、サトイモなど、アクの強いものには、気道を収縮させる作用のあるヒスタミンやコリンが含まれるため、食べすぎないようにしましょう。チョコレートやココアも要注意です。

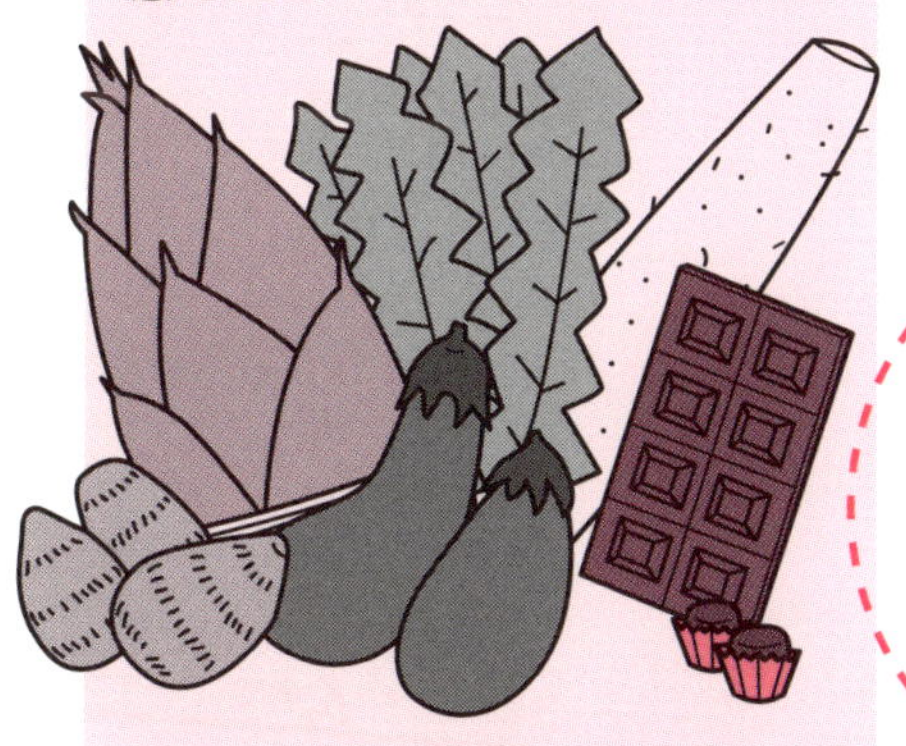

ルール1 ひとつのものにかたよらず、バランスよく食べる

食べすぎない

食べすぎると、胃が横隔膜を押し上げて息苦しさを招きます。また、胃の中身が逆流して発作の誘因になる可能性もあります。

ルール2 腹八分目でごちそうさま

ぜんそくだからといって気にしすぎず、健康的な食事を

寝る前は食べない

寝る直前に食事をするのはやめましょう。肥満を招き、ぜんそくの状態を悪化させます。寝る2時間前までに食事をすませましょう。

ルール3 肥満は万病のもと。太りやすい食生活を改めよう

食べ「物」とともに食べ「方」にも注意

食物アレルギーが関係する場合は、アレルゲンとなる食べ物に注意しましょう。卵や乳製品は、加工食品に使われているケースが多いので、注意が必要です。

食物アレルギーがない場合は、あまり気にしすぎず、バランスのよい食事を心がけましょう。

なお、冷たいものや、湯気がホカホカと上がっているものは、食べるときに気道を刺激してせき込んだり、むせたりすることがあるので気をつけましょう。

アスピリンぜんそくでは食品添加物に注意

アスピリンぜんそくがある人は、「黄色4号」という着色料や、「安息香酸ナトリウム」などの保存料が発作の誘因となることがあります。

注意が必要な食品添加物を医師に確認し、買うときには成分表示をよくチェックしましょう。

そうじ

アレルギーの有無にかかわらず大事

アトピー型ぜんそくは、アレルゲンを避けることで、発作の危険性を下げられます。もっとも多いアレルゲンである「ダニ」や「ハウスダスト」は、こまめなそうじで取り除きましょう。

「快適さ」をひとつの目安にする

ダニのフンや死骸、ハウスダストがアレルゲンの場合は、そうじが欠かせません。

ただ、ダニを家の中から完全に取り除くのは不可能です。そもそも人間が快適な環境は、ダニにとっても心地よい場所。ダニゼロを目指すと、快適に暮らせなくなってしまいます。

「発作が起こりにくく、快適に過ごせる」を目安に、ダニの繁殖しやすい場所を知って重点的にそうじをしましょう。

ちょっとしたことを積み重ねてきれいに

家の中には、ダニ、ほこり（ハウスダスト）、花粉、カビなどのアレルゲンがあります。これらのアレルゲンが発生しやすい場所を知っておき、効率よくそうじをしましょう。

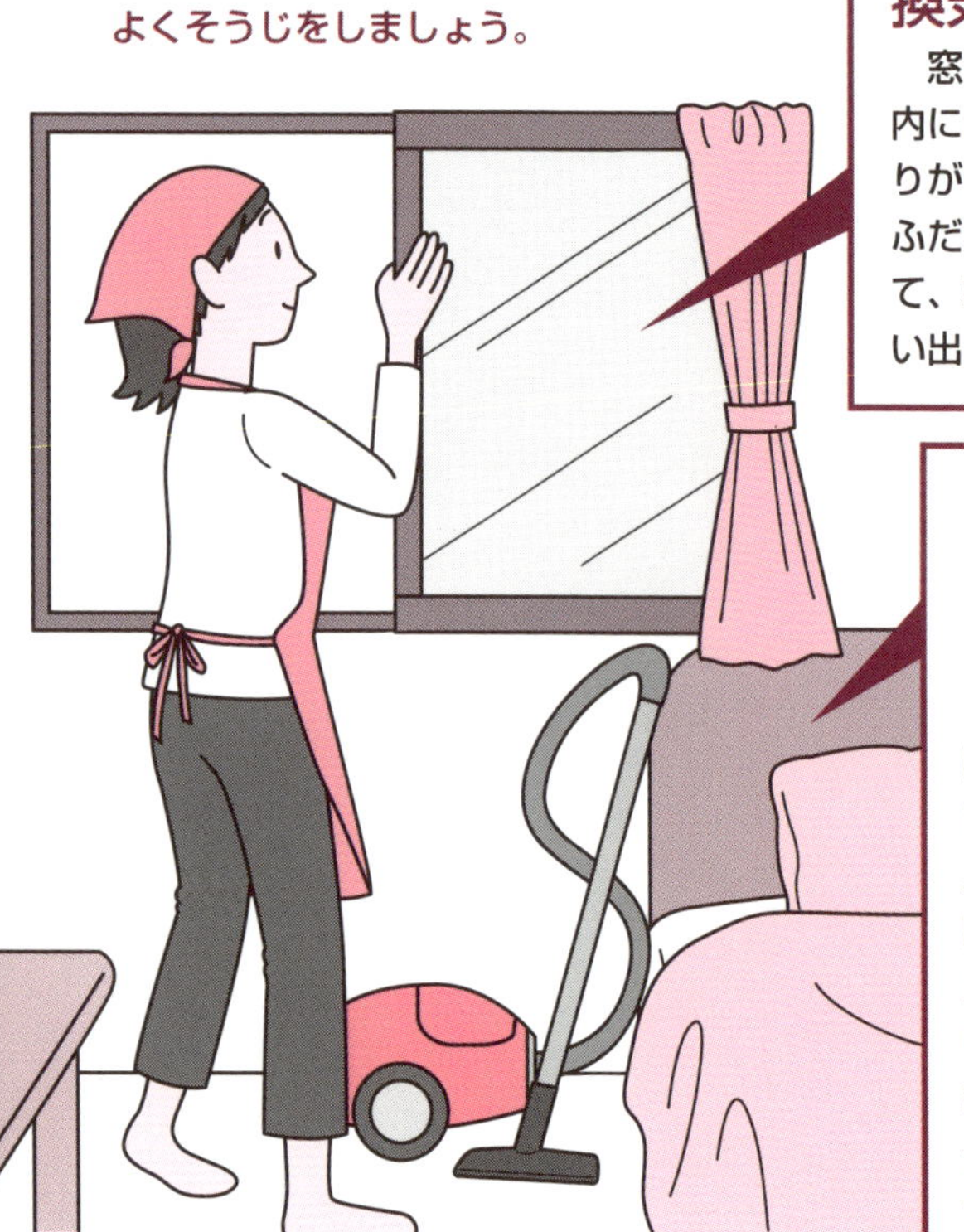

換気は空気のそうじ

窓を閉め切っていると、室内にほこりやカビの胞子が滞りがち。そうじ中はもちろん、ふだんからときどき窓を開けて、家の中のほこりを外に追い出しましょう。

家具は形もレイアウトもシンプルに

家具の上やすきまは、ほこりやカビがたまりやすい場所。さらに家具の上に小物などを飾ると、ほこりがたまりやすいうえにそうじもしにくくなります。家具はシンプルな形のものを選び、インテリア小物はガラス戸のついた棚などに入れて楽しみましょう。

また、そうじは適度な運動になり、気持ちも家の中もスッキリするという効果があります。アレルギーのあるなしにかかわらず、そうじで家を快適に保ちましょう。

エアコン・加湿器もきれいに

エアコンのフィルターにはカビやほこりがたまります。2週間に1回程度、定期的にそうじをしましょう。加湿器の中はカビが繁殖しやすい場所。水を入れるタンクや噴き出し口をこまめにそうじします。

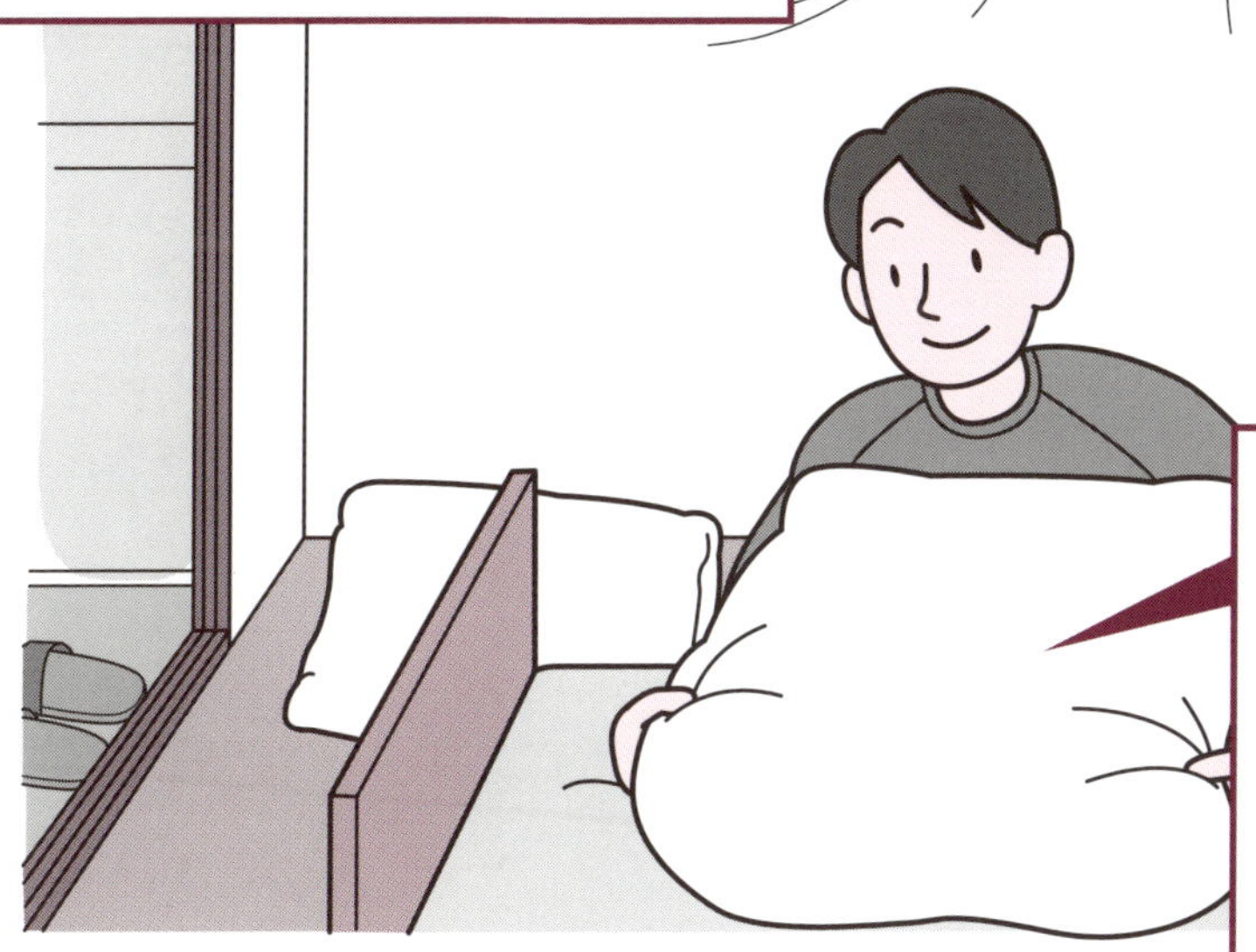

寝具はこまめに干す

ダニ対策には、布団をよく干し、寝具用のノズルを使って掃除機で吸います。さらに、定期的に丸洗いするのがベスト。ベッドの場合は、シーツやカバーをこまめに洗濯します。防ダニ加工のカバーを使うのもよいでしょう。

ペットはぜんそくの大敵だが……

犬や猫の毛はそれ自体がアレルゲンとなるだけでなく、家の中に動物がいるとそれだけダニが繁殖しやすくなります。そのため、ぜんそくがある人が、犬や猫、ハムスター、ウサギ、小鳥など「毛の生えた動物」を飼うとぜんそくが悪化するおそれがあります。

今すでにペットを飼っている場合は「できれば屋外で飼う」「室内飼いなら寝室には入れない」「シャンプーやブラッシングで清潔に保つ」「こまめにそうじをする」などで対応します。ペットがいると明らかに症状が悪化する場合は、責任をもって新しい飼い主を探しましょう。

なお、新たにペットを迎える場合は、金魚など「毛のない動物」なら問題はありません。

運動のポイント

正しくおこなえばマル。しかし逆効果の場合も

運動が発作の引き金となるのは、治療が不十分で、炎症がコントロールできていないため。しっかり治療すると、運動することで発作が起こりにくくなるという、よいサイクルができてきます。

水泳の利点をほかのスポーツにも生かす

ぜんそくのある人におすすめなのが、屋内プールでの水泳。ぜんそくによいポイントがたくさんあります。ただ、塩素が刺激になる場合があるので、気をつけて。

メリット1
高温多湿の環境でおこなう

室内プールは室温も水温も一定に保たれ、湿度も高いため、気道を刺激する「乾燥・低温」とは無縁の環境です。ほこりが少ないというメリットも。

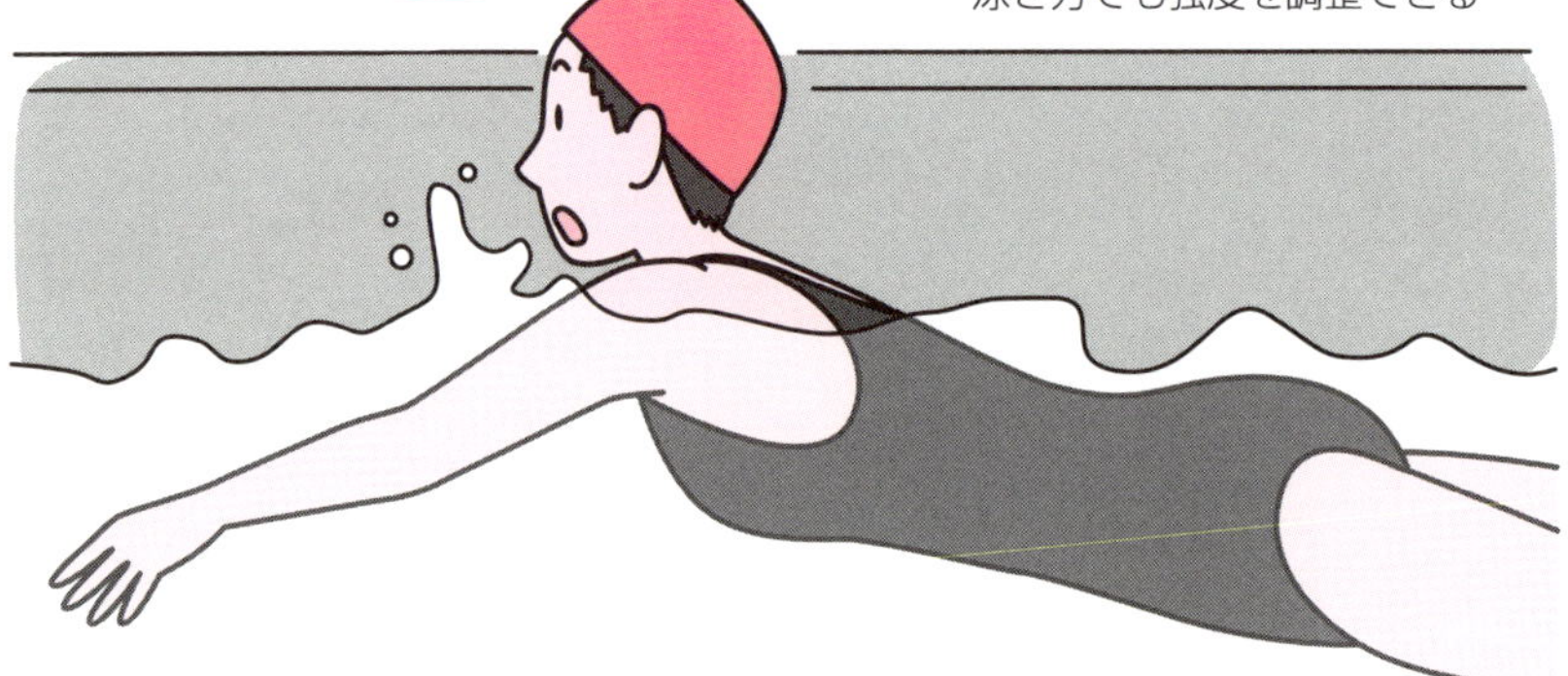

しっかり運動するならクロール、平泳ぎはゆったりというように、泳ぎ方でも強度を調整できる

メリット2
自分のペースで進められる

自分の体力やその日の体調に合わせて、泳ぐ距離やスピードを調整できるので、無理なく運動できます。

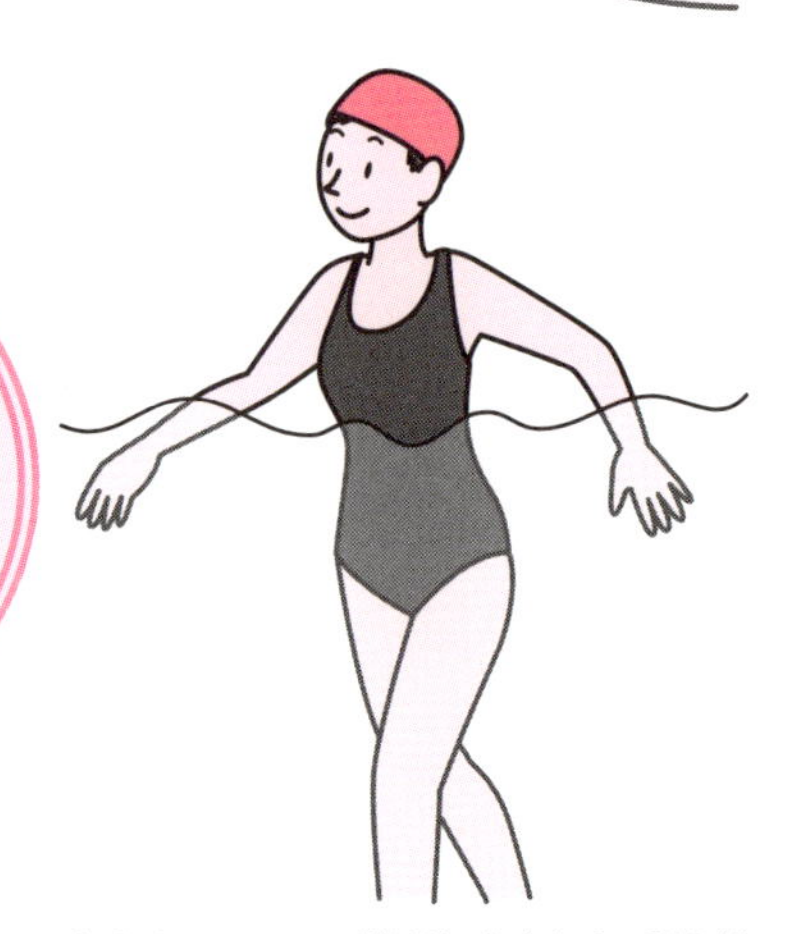

水中ウォーキングは泳ぐよりも手軽だが、水の抵抗が働き、運動強度は高い

こんな工夫でカバー

水泳以外でも、ちょっとした工夫で運動しやすい環境をつくり出せます。

寒いときを避ける

冷たい空気は気道を刺激します。屋外で運動する場合、秋から冬は夜間・早朝を避け、気温の上がった昼間に運動します。

マスクをつける

運動中は口呼吸になりがちなので、気道に乾いた空気が直接届きます。マスクをして、外気を直接吸い込まないようにします。

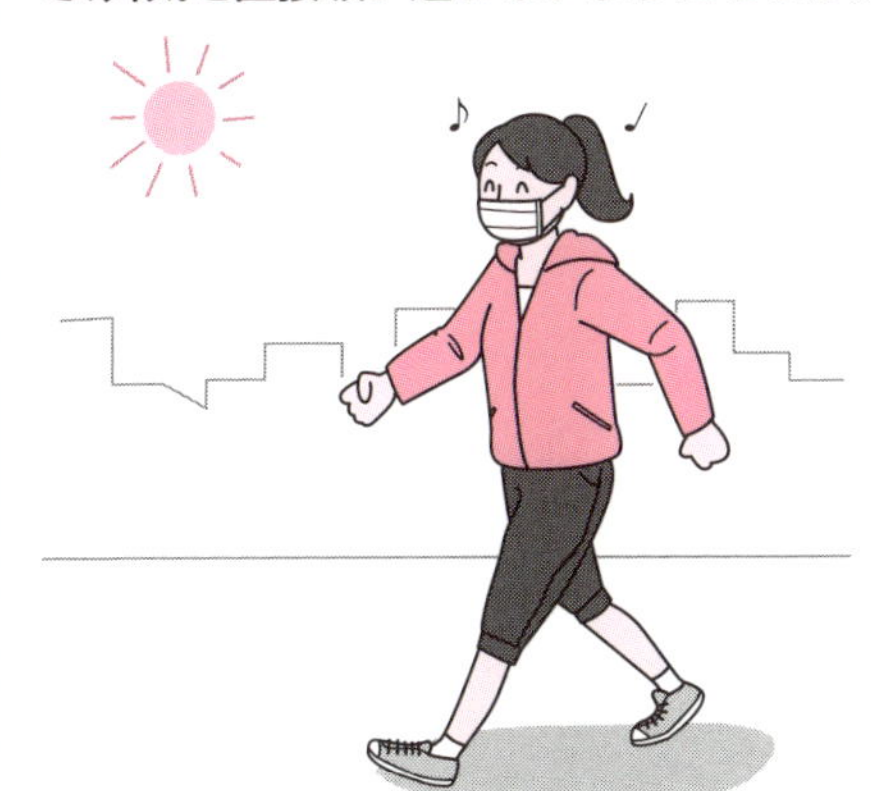

スピードや運動強度よりも、長く続けることを目標にしよう

ウォーミングアップを十分に

いきなり激しい運動をするのはけがのもと。準備体操をしっかりして、徐々に運動強度を上げます。

ペースを守り、試合形式はお楽しみにする

チーム競技や相手と競うタイプの種目は、つい無理をしがち。ふだんは自分のペースで体を動かすのをメインにし、試合形式は調子のよいときのお楽しみにします。

ぜんそくにこそ運動が効果あり

ぜんそくがあると、発作の引き金になることをおそれて運動を控えがちになります。しかし、適度な運動には、呼吸に関係する筋肉を鍛えたり、心臓や呼吸器の機能（心肺機能）を高めたりといった効果があり、発作予防にもつながります。また、ストレス解消という面も見逃せません。

ぜんそくのある人こそ、適度な運動を生活に取り入れましょう。

続けることに意味がある

運動のなかで、いちばんのおすすめは水泳です。けれど、泳げないものを無理にチャレンジする必要はありません。かえってストレスになってしまいます。ウォーキングなど、生活のなかで手軽にできることでもかまいません。

自分のペースや体調に合わせて、無理なく続けましょう。少しずつでも長く続けると、効果を実感できるようになります。

呼吸のポイント

リラックス効果の高い腹式呼吸を会得

ほとんどの人は、ふだん、胸の筋肉で肋骨（ろっこつ）を動かして息を吸い込む「胸式呼吸」をしています。しかし、発作が起こると、胸式呼吸では息を吐き出しにくくなり、呼吸が苦しくなります。

発作時の呼吸を助ける効果も

腹式呼吸は、横隔膜を動かす呼吸法。横隔膜を押し上げることで肺から空気を追い出せるため、息を吐き出しやすくなり、発作時にも呼吸がしやすくなります。

腹式呼吸には心と体をリラックスさせる効果もあるため、ストレス解消にもおすすめです。

おなかで呼吸する

最初はあお向けになって練習します。慣れてきたら、いろいろな場面で試してみましょう。

おなかの上下を意識して、ゆっくり呼吸する

あお向けになって手はおなかに当てて、体の力を抜きます。おなかを膨らませながらゆっくりと鼻から息を吸います。息を吸いきったら、口からゆっくり長く息を吐き出します。

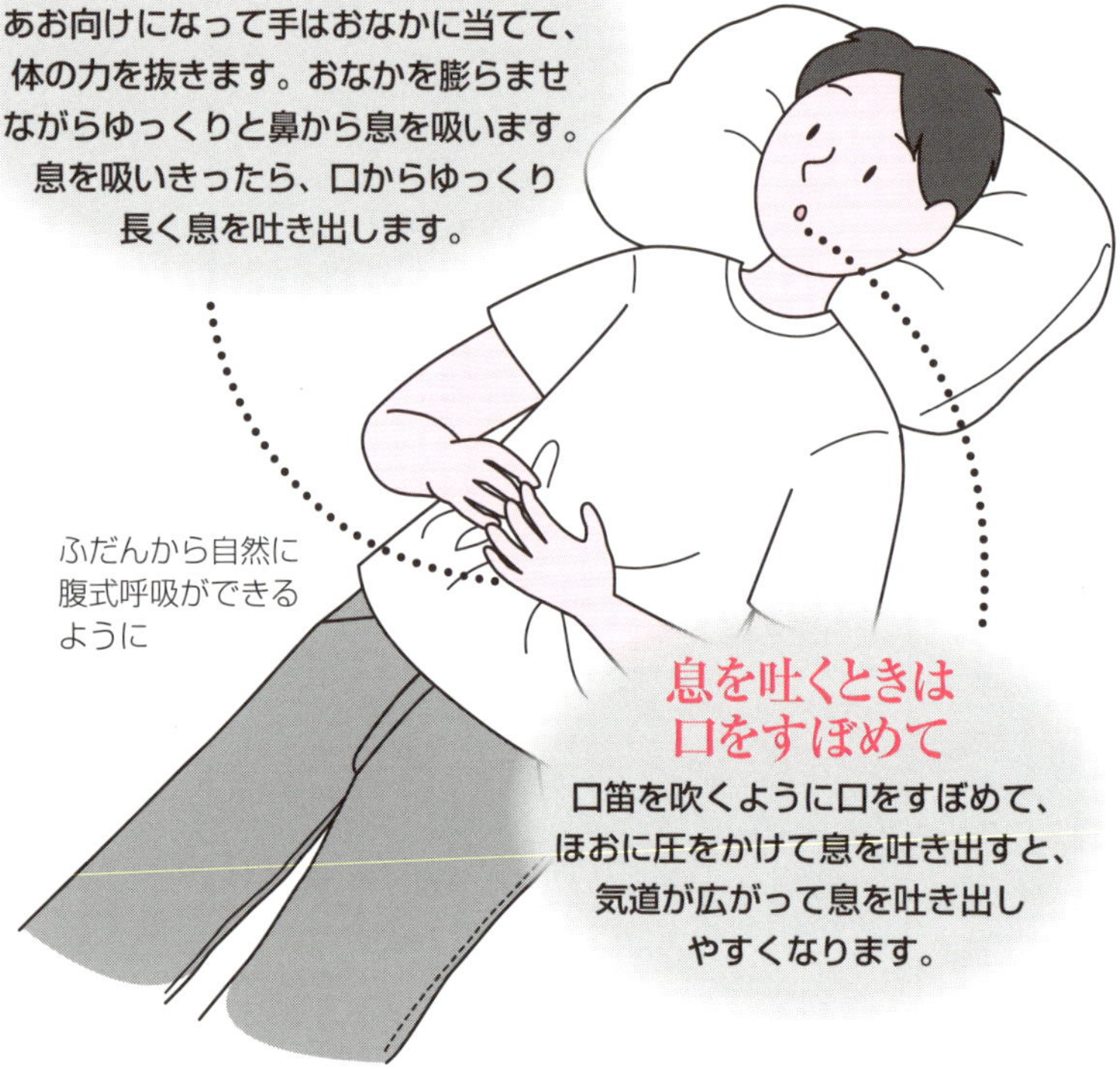

ふだんから自然に腹式呼吸ができるように

息を吐くときは口をすぼめて

口笛を吹くように口をすぼめて、ほおに圧をかけて息を吐き出すと、気道が広がって息を吐き出しやすくなります。

重しを使って、呼吸に使う腹筋を鍛える

無理のない範囲で（最高でも五kgまで）の重しをおなかの上に置いておこなうと、呼吸に使う筋肉が鍛えられます。積極的に腹筋運動をおこなうのもおすすめ。

■監修者プロフィール

松瀬 厚人（まつせ・ひろと）

東邦大学医療センター大橋病院教授。1964年生まれ。89年大分医科大学（現大分大学）卒業。長崎大学病院治験管理センター准教授、長崎大学大学院医歯薬学総合研究科展開医療科学講座呼吸器病態制御学分野准教授を経て、2014年より現職。専門は呼吸器内科、特にぜんそくなど呼吸器の病気の診断と治療。『喘息予防・管理ガイドライン2015』作成委員。

■参考資料

『喘息予防・管理ガイドライン2015』日本アレルギー学会監修（協和企画）

『ぜんそくに克つ生活読本』佐野靖之著（主婦と生活社）

『灰田美知子のぜんそくの最新治療』灰田美知子著（主婦の友社）

『その咳、大丈夫？』灰田美知子著（時事通信社）

●編集協力　オフィス201（新保寛子）、原かおり
●カバーデザイン　松本 桂
●カバーイラスト　長谷川貴子
●本文デザイン　勝木デザイン
●本文イラスト　後藤 繭、千田和幸

健康ライブラリー イラスト版

「ぜんそく」のことがよくわかる本

2017年10月10日 第1刷発行
2019年10月7日 第2刷発行

監　修　松瀬厚人（まつせ・ひろと）
発行者　渡瀬昌彦
発行所　株式会社講談社

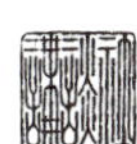

東京都文京区音羽二丁目12-21
郵便番号　112-8001
電話番号　編集　03-5395-3560
　　　　　販売　03-5395-4415
　　　　　業務　03-5395-3615

印刷所　凸版印刷株式会社
製本所　株式会社若林製本工場

N.D.C. 493　98p　21cm

ISBN978-4-06-259818-7